大西睦子

JN275888

「カロリーゼロ」はかえって太る!

講談社+α新書

まえがき

私は二〇〇七年四月から二〇一三年末まで、アメリカ・ハーバード大学で食事や遺伝子と病気にまつわる基礎研究を行ってきました。

そんな私が、二〇一三年の秋に出版の機会をいただき、『カロリーゼロにだまされるな』（ダイヤモンド社）を刊行させていただいたのですが、この本の出版後にもっとも多く寄せられたご質問が、以下のようなものでした。

「糖質ゼロや糖質オフのビールって、どうなんですか？　本当にダイエットに効果があるのでしょうか？」

正直、私自身としては、予想外の質問に非常に驚いたものです。

というのも、アメリカで肥満の問題になっているのは、何といっても消費量の多い「ダイエットコーラ飲料」です。アメリカでも、いくつかのメーカーから〝ダイエットコーラ〟が販売されていますが、とても人気があります。

ですので、日本のみなさんも同じ問題、つまり、

「ダイエットコーラは安心して飲める飲料なのか……」

という悩みを抱えていると思っていたからです。

私もちょくちょく日本に帰国しますが、たしかに、日本では、アメリカほど「ダイエットコーラ」が普及していませんね。

おそらく、日本には、ふだん、お茶を飲む文化が根付いているため、日中、喉が渇いたとき、甘い清涼飲料水より、お茶を利用されている方も多いからでしょう。

お茶とダイエットコーラ、ふつうに考えてもお茶のほうが体にはよさそうですよね。その詳細は本書の中で検証していきましょう。

一方、最近の日本には、アメリカにはない、非常にユニークな文化があります。

それは「ビール」などのアルコール類の種類の多さです。

アメリカのビールは、大雑把にいうと、ふつうのビールと「Ｌｉｇｈｔ（ライト）」とよ

ばれる、少しアルコールが少なめのビールの二種類です。

Ｌｉｇｈｔは、特に女性に人気があります。

ちなみに、ハーバード大学医学大学院がある、東海岸のボストンにある近所の酒屋さんにいくと、日本の異なる会社のふつうのビールが、それぞれ一種類ずつ置いてありました。

ところが、日本に帰国すると、各社のビールの種類の多さに、本当に驚きます。

日本を訪問した友人のアメリカ人から、

「選択肢が多すぎて、どのビールがいいのかぜんぜんわからない。おいしい日本のビールが飲みたいけど、どれがいいの？」

と質問すらされました。

日本を訪れる外国人が混乱するのも当然ですよね。

なぜなら、伝統的な「ビール」に加え、「発泡酒」「新ジャンル」（いわゆる「第三のビール」、さらに「第四のビール」）まで登場していますので。

そもそも、「発泡酒」「第三のビール」などが登場したのは、ビールにかかる酒税が高いため、ビール産業がその税金対策のために、ビールの対象外になるまで、原料の麦芽の量を減らして、市場に売り出したのが理由です。
当然、値段は伝統的なビールより、「発泡酒」、そして「新ジャンル」のほうが安くなってきます。

さて、その「発泡酒」「新ジャンル」。
糖質を抑えたものが多く、「糖質ゼロ、オフ、フリー」などの名前がつけられています。糖質を抑える、つまり「低炭水化物ビール」ということですね。
「糖質制限（=低炭水化物）ダイエット」が流行する今、とても気になる魅力的な名前ですよね。でも、本当にこれって、ダイエットや健康にいいのでしょうか？

こうした「低炭水化物ビール」がダイエット、および健康に及ぼす影響についても、本書の中で検証していきます。

また、炭水化物（糖質）ばかり気にして、アルコール自体が及ぼす体へのマイナス作用を忘れがちではありませんか？

「糖質ゼロ、オフ、フリー」などのビール、ついつい安心して、たくさん飲みすぎることはありませんか？

この本では、このような話題を通じて、

「糖質ゼロや糖質オフのビールって、どうなのですか？　本当にダイエットに効果があるのでしょうか？」

というご質問にお答えいたします。

そして、「カロリーゼロ」、つまり、過度な低炭水化物・食事制限ダイエットが引き起こす健康被害についての、世界の学界における最新研究レポートと、健康な体重管理のための適正な目安について、見ていきたいと思います。

大西《おおにし》　睦子《むつこ》

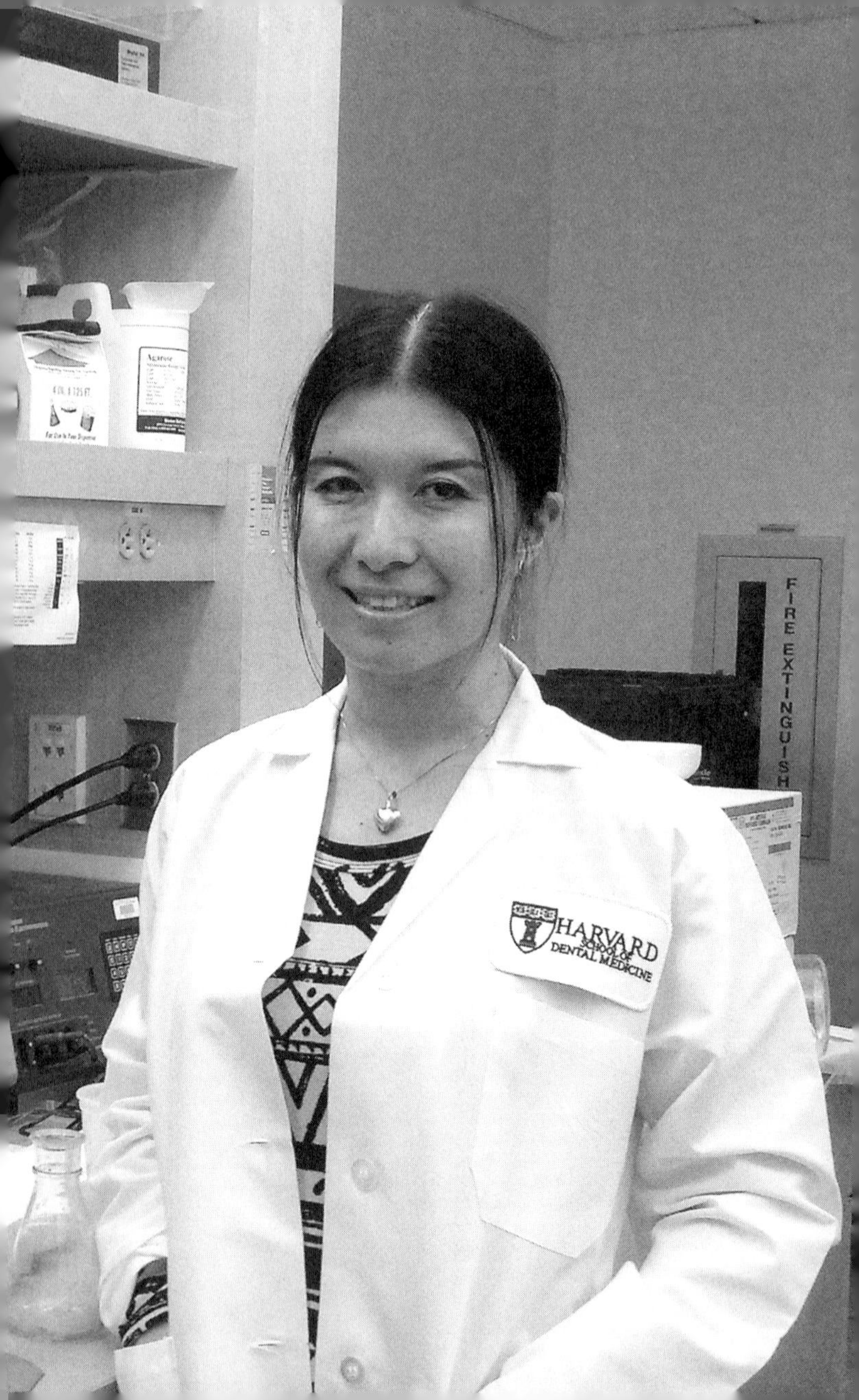
Agarose
HARVARD
SCHOOL OF
DENTAL MEDICINE
FIRE EXTINGUISH

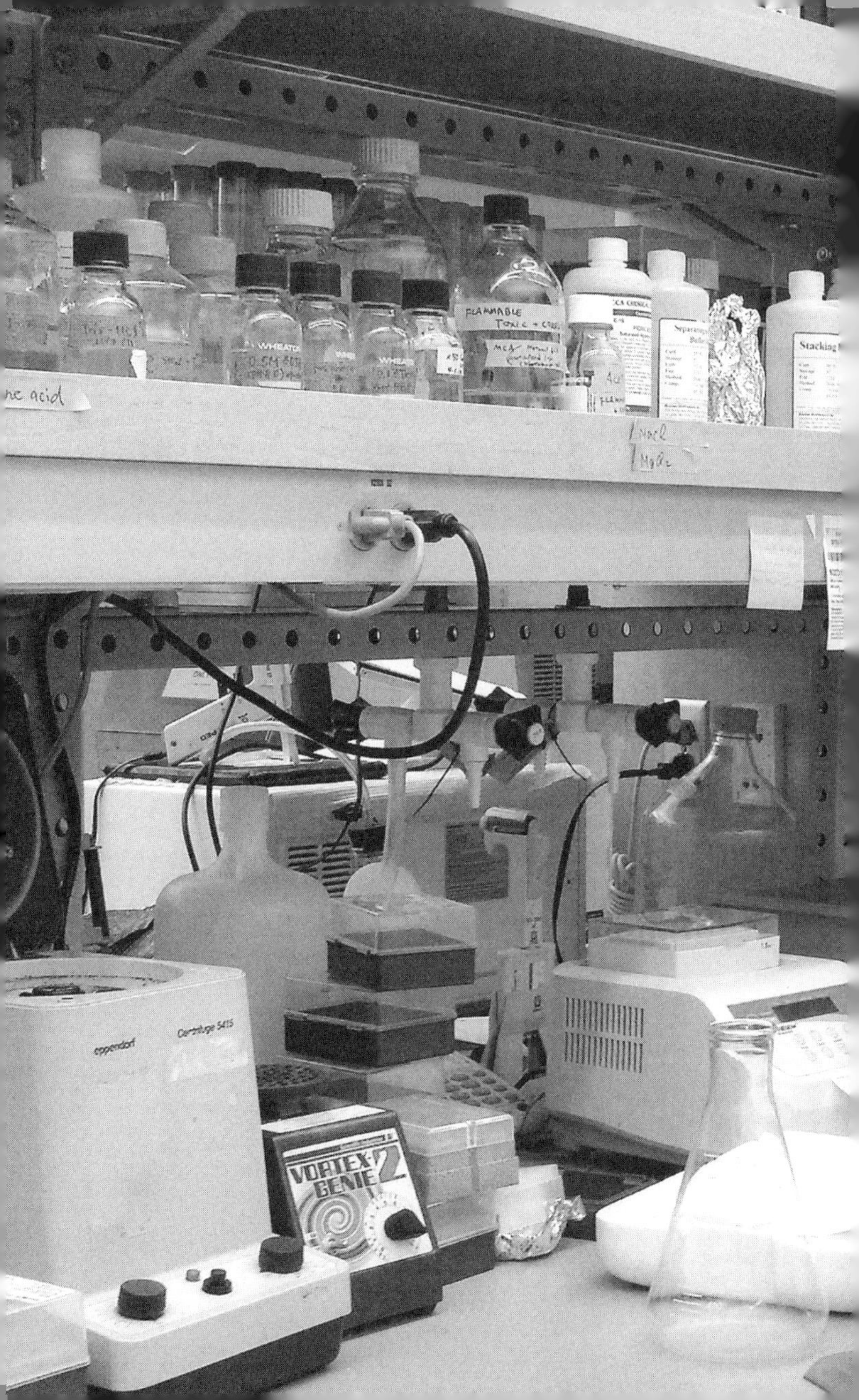
FLAMMABLE
eppendorf
Centrifuge 5415
VORTEX-2 GENIE

◉目次

第五章　アルコールに含まれる炭水化物の正体

第六章　なぜ日本には違う種類のビールがこんなにあるのか

第一章　「ビールで腹が出る」はデマだった

「ビール腹神話」の崩壊

ビールは太る、というのはお酒を嗜《たしな》む人の間では、もはや定説になっているようです。ビールばかり飲んでいるオジサマのお腹周りにゆったりぽっこり波打つようにぜい肉がついている状態は、自己管理のなさへの蔑《さげす》みをこめて「ビール腹」と揶揄《やゆ》されますよね。

そんな豊満なお腹周りになりたくないという恐怖から、糖質ゼロやカロリーオフのビールを、「ビール腹」の改善・予防のために利用されている方が多いと思います。

でも、私は不思議に思うのです。そもそも「ビール腹」って、本当に存在するのでしょうか？

四三歳、会社員の男性Kさん、近ごろお腹周りが大きくなってきました。以前ははいていたズボンが入らなくなってきて、妻がチクチクと責めます。

「あなたのビール腹、なんとかして。昔はこんなじゃなかったのに。ビールの飲みすぎよ。せめて明日から、カロリーの低い糖質ゼロビールに替えるのよ！」

さて、その半年後、Kさんはどうなったでしょうか？　残念ながら、「ビール腹」の改善は認められませんでした。

Kさんの失敗の原因には、いろいろな問題があります。なぜダイエットに失敗したかという詳細について考える前に、まず、そもそも「ビール腹は存在するのか？」という根源的な疑問を考えてみましょう。

世界一ビール好きなチェコ人

イギリスの「ユニバーシティ・カレッジ・ロンドン（University College London：UCL）」のマーチン・ボバック（Martin Bobak）医師とチェコ共和国のプラハにある臨床実験医学研究所（Institute of Clinical and Experimental Medicine：ＩＫＥＭ）の仲間の研究者らは、約二〇〇〇人のチェコ人を調査し、彼らが飲むビールの量と肥満との関係を、「ヨーロッパ臨床栄養学雑誌（European Journal of Clinical Nutrition：ＥＪＣＮ）」に報告しました。ちなみに、チェコ共和国では、伝統的に、他のどの国よりも一人あたりのビールの消費量が多いといわれています。

調査の対象は、チェコ共和国の二五～六四歳の男性八九一人と女性一〇九八人で、まったくアルコールを飲まない人と、ビールのみ飲む人です。

調査の結果、男性は、週にビールを平均三・一リットル、女性は、週に平均〇・三リットル消費していました。ビール好きな国民性とはいっても、度を越した大量飲酒者はほとんどいませんでしたが、男性のわずか三パーセント未満が、週に一四リットル以上のビールを、わずか五人の女性は、定期的に週七リットル以上のビールを消費していました。

研究者らは、対象者の肥満レベルを測定するために、体重、ウエスト・ヒップ比、肥満指数（ＢＭＩ）を測定しました。その結果、驚くなかれ、ビールの消費量と肥満との関連は実証できませんでした。そして、研究者らは、

「ビールを飲んで肥満やビール腹になるとは考えにくい」

と結論づけたのです。私の疑問は的中してしまいました。

参考文献：Bobak M, Skodova Z and Marmot M. Beer and obesity: a cross-sectional study. *European Journal of Clinical Nutrition*（2003）57, 1250—1253

研究者らは、イギリス大手メディアＢＢＣの取材に以下のように述べます。

一般に、ビールを飲む人は、飲まない人や、ワインやスピリッツ（蒸留酒）を飲む人より太っているという印象があります。ですので、「ビール腹」という表現があるのです。もし、これが事実なら、ビールの摂取量は、ウエスト・ヒップ比、肥満指数（ＢＭＩ）や脂肪の分布などの肥満の指標と関連づけられるはずです。ビールと肥満の関連は、あるとしても、おそらくとても弱いでしょう。

この報告に対して、「イギリス栄養士会（British Dietetic Association：ＢＤＡ）」のナイジェル・デンビー（Nigel Denby）氏は、ＢＢＣの取材に、次のように述べます。

この結果は、ビール愛好家にパブにいくことを促しているわけではありません。ビールを自由に飲めると想定するべきではありません。どんな食品でも食べすぎれば肥満になります。飲酒は適度な量にするべきです。

米名門大学でも次々と

さて、この非常に興味深い報告は、さまざまなメディアに取り上げられました。アメリカの「タイム（TIME）」誌にも専門家らのコメントが掲載されています。

「カリフォルニア大学デービス校（University of California, Davis）」食品科学・テクノロジー科のチャールズ・バンフォース（Charles Bamforth）教授は、次のように述べます。

ビール腹は完全な神話です。すべてのアルコール飲料において、カロリーの主な供給源はアルコールです。ビールに含まれるアルコールについて何も魔法はありません。単なるアルコールなのです。

さらに、ハーバード大学医学部関連病院の「マサチューセッツ総合病院（Massachusetts General Hospital）」のアルコールに関する研究者、アリヤー・ソアニ（Aliyah Sohani）医師は、以下のようにコメントしました。

これは、一人分のサイズと関係しています。缶もボトルのビールも一二オンス＝三五五ミリリットル、それに対して、ワイングラス一杯は五オンス＝一四八ミリリットル、ショットグラス一杯＝四四ミリリットルです。あなたは、ワインやウイスキーよりも、多くの量のビールを飲んでいます。だからカロリーを多く摂取する可能性があるのです。論理に従えば、もしあなたがワインをビールよりたくさん飲めば、ワイン腹になるでしょう。


さらに、「ポピュラーサイエンス（Popular Science）」誌に対して、先のカリフォルニア大学のバンフォース教授は、

「余分な体重は、ビールよりライフスタイルに影響されます。多くのビール好きは、ソーセージやハンバーガーを楽しみます」

とコメントしました。


さて、みなさんは、このイギリスとチェコ共和国の研究結果をどう思いますか？

「そんなまさか！　たったひとつの研究の結果だけでは信用できない」

「やっぱりね。ビール腹なんて言葉、半信半疑だったけど、納得」などなど、賛否両論はあろうかと思います。その詳細はのちの章で検討するとして、ここではもうひとつのまことしやかに信じられている「神話」について検証してみましょう。

低炭水化物ビールは体に良い!?

さて、「ビール腹」の神話に加えて、もうひとつの神話があります。それは、「低炭水化物ビールの健康神話」です。

二〇一〇年に、オーストラリアの「ビクトリア・ヘルス・プロモーション財団（The Victorian Health Promotion Foundation : VicHealth)」は、低炭水化物ビールを利用している人は、これらの商品は健康的であり、飲み続けるだけで減量を維持できると誤って信じ込んでいるが、他の飲酒者と同じで、一気飲みなどの無謀な飲酒をするリスクもあるなどと、低炭水化物アルコールの利用について注意を促しました。

「かえって太る」ことが証明

ビクトリア・ヘルス・プロモーション財団は、以下に焦点を当てて、低炭水化物ビールを利用する人の生活様式の全国調査を行い、その結果を報告しました。対象は、一八歳以上のオーストラリア人五〇〇〇人です。

＊低炭水化物のビールを利用する人
＊低炭水化物のビールを飲む理由
＊どのくらいの消費をするか

さあ、どうなったでしょうか？　以下がその調査の結果です。

＊調査対象の七一パーセントの人は、低炭水化物ビールがフル強度、つまりふつうのビールよりも健康であると考えています
＊低炭水化物ビールを利用する人の平均年齢は、三九歳。女性である可能性が高い
＊一五パーセントの人は、低炭水化物ビールを飲むとき、それが健康的であるという認識で、より多くのビールを消費しています
＊体重増加を回避したい場合に飲むビールの種類を尋ねられたとき、八七パーセントの

人が「ふつうのビール」や「ライト」より低炭水化物ビールを選んでいます
＊三八パーセントの人は、低炭水化物ビールは、カロリーを抑えたライトビールよりも健康的であると考えています
＊低炭水化物ビール飲酒者の一三パーセントが、短時間で過度のアルコールを摂取する一気飲みなどの無謀な飲酒をしています
＊低炭水化物のビールを利用している四四パーセントの人は、信頼できる証拠はないにもかかわらず、それが太りにくいと考えています
＊危険なレベルまで酩酊《めいてい》するほど低炭水化物のビールを飲む人は、太りにくく、腹部膨満が低く、ファッショナブルと信じているので、過剰に飲む可能性が高くなります

同財団のトッド・ハーパー（Todd Harper）CEOは、そうしたメディアへのリリースについて以下のように補足しています。

低炭水化物ビールの健康神話については、いくつかの危険なケースがあります。体重コントロールのために優れているという誤った認識で、かえってよりたくさん飲むこと

を促します。ウエストラインを気にしている人に対して、実際のところ、低炭水化物ビールはサイズダウンを助けません。なぜなら、低炭水化物ビールには、通常のビールとほぼ同程度のカロリーがあるためです。

ビールにはそもそも炭水化物が多く含まれていません。低炭水化物ビールでは、三三五ミリリットルあたりの炭水化物が三・五グラム。通常のビールは約一〇グラムです。ちなみに、たとえばソフトドリンクの缶飲料には、三三五ミリリットルあたり三九・八グラム、通常のビールの約四倍の炭水化物が含まれています。ビールを飲んだ際に体重増加にもっとも寄与するのは、炭水化物ではなく、アルコールなのです。そして、通常のビールと低炭水化物ビールのアルコール含有量にほとんど差はありません。

炭水化物あり、あるいは炭水化物なし、どちらにしても、過度なアルコール摂取は、あなたの健康には有害なことは間違いありません。より多く飲めば、酩酊して事故に遭ってケガをするリスクが増加しますし、肝疾患、がん、脳卒中と認知症のリスクにもなります。

そうした過剰なアルコール摂取のリスクについては、のちほど詳述します。

「オーストラリア医薬品財団（Australian Drug Foundation）」のジョン・ロジャーソン（John Rogerson）CEOは、先に紹介したビクトリア・ヘルス・プロモーション財団のメディアリリースについて、次のようにコメントしています。

ビール業界が夏場に向けて、より多くの品種の低炭水化物ビールを宣伝しています。「低炭水化物ビールが健康的な選択」とあえて誤解させるように作られたマーケティング策略であることを、私たちはオーストラリア人に警告する必要があります。あなたが健康や体重の増加を心配している場合、それでも飲みたいときは、低炭水化物よりもアルコールが少ないビールを選んでください。

さて、この「低炭水化物ビールの健康神話」に対して、「オーストラリアと日本のビールは違う」「なんとなく納得」など、さまざまなご意見があると思います。では、次の章では、アルコールと肥満の関係など、さらに詳細をご説明していきましょう。

第二章　知られていないアルコールと体重増加の意外な関係

下戸のほうが太る

さて第二章以下では、第一章でご紹介した「ビール腹」と「低炭水化物ビール」にまつわる「神話」の真実に迫ります。私が日々目にしている最新の医学研究の報告を参考に、以下のテーマにわけてじっくりと考えてみましょう。

一．アルコールと、体重増加や肥満の関係
二．アルコールのカロリー
三．アルコールと食欲

……実は、アルコールの消費量と肥満との関係は予想以上に複雑で、まだ「酒を飲んだから太った」という明確な因果関係は立証できていないのです。というわけで、残念ながら、一言で結論はいえません。

ただし、もちろんのこと、これまでにアルコール使用障害（アルコール依存症から名称が変更されました）や肥満に関する、それぞれの個別の症例についての原因や予後の影響に関しては多くの研究がされてきました。アルコール摂取と体重との関係を調べた疫学調査は大変たくさんあるのですが、その結果は、以下のように非常にばらついているのです。

＊適量（一日一～二杯程度）の飲酒をする人は、しない人に比べて**かえって**太りにくく、肥満率が低い（なんと、飲まない人のほうが肥満率は高い！）
＊飲酒によって、特に女性は体重が減少する傾向にある
＊大量飲酒と肥満は、相関関係にある
＊長期間、中程度以上の飲酒を続けている人は肥満率が高い
＊アルコール使用障害の人は、痩せている人が多い

う～ん、どうでしょうか？　酒を飲まない人よりほどほどに嗜む人のほうが痩せていて、とはいえ、長い間、毎日のようにダラダラ飲んでいる人は太ってしまい、ところが、アルコール使用障害にまでなってしまうと**かえって**痩せてしまう……。

総じて、飲む量と期間が影響しているようですが、結局白黒はつきませんよね。ただし、飲み方（量、期間、どのように）が体型に影響することは明らかです。

「酒は痩せる」が常識

とはいうものの、医学研究の世界においては、一般に、アルコールの消費は、体重増加とは関連していなくて、多くの場合、むしろ体重減少と関連していると報告されています。その医学的根拠としては、世界中の何千人もの人々を対象とした、多くの疫学研究があるのです。

その例をご紹介する前に、研究の基準となる「基準飲酒量、ドリンク」という表示について、ご説明します。

飲酒量を、アルコールの種類にかかわらず、純粋なアルコール量に換算して表示したものなのですが、実はその基準量が国によって異なるのです。

さて、アルコール量ですが、以下の計算式でわかります。量×濃度×〇・八（アルコールの比重）です。五〇〇ミリリットルのアルコール五パーセントのビールなら、五〇〇×〇・〇五×〇・八＝二〇、つまり二〇グラムとなるわけですね。

アメリカでは、一ドリンク＝一四グラム（ビール約三五五ミリリットル）としています。イギリスは八グラム、フランスでは一二グラム、オーストリアで一〇グラム、イタリアは一

○グラムと、てんでバラバラ。
そんな中、なんと日本の基準は断トツに高く、一単位＝二○グラム（ビール約五○○ミリリットル）とされているのです。そんなふうに統一がとれない状況ではなにかとやりにくい、ということで、日本の医療研究現場でも、最近では一ドリンク＝一○グラムという基準が提案されています。

毎日飲むと太らない

では、「アメリカ国立アルコール乱用・依存症研究所（National Institute on Alcohol Abuse and Alcoholism：ＮＩＡＡＡ）」の研究者らによる報告を見てみましょう。

研究は、一九九七年から二○○一年までを通じて、「国民健康調査（The National Health Interview Survey：ＮＨＩＳ）」が毎年実施した、三万七○○○人の非喫煙者を対象としたデータに基づいています。

なぜタバコを吸わない人に限るのか？

この研究では、喫煙や飲酒は体重に相互に影響するとして、研究者らは、対象者は、タバコを吸ったことがない人に制限し、アルコールの体重に対する影響を厳密に調査したのです。

その結果、一日あたり一ドリンク（アメリカなのでビール三五五ミリリットルほど）、週三〜七日の頻度でアルコールを摂取していた男女が、もっとも低い肥満指数（ＢＭＩ）だったのです。頻繁に、軽度（人によっては適量）の飲酒をする人たちが、もっともスリムでした。

一方、ほとんどの、不定期に大量に飲酒をする人たちは、太りすぎだったのです。

たとえば、一週間、毎日一ドリンクを消費することは健康的な体重の維持につながりますが、一週間に一日、七ドリンクの飲酒をすれば、肥満になるというわけです。

健康に気を遣って毎日の飲酒を控えて、週に一回はドカンと憂さ晴らし……そういう方はかなりいらっしゃると思いますが、それでは**かえって太る**ということが証明されてしまいました。

要するに、同量のアルコールでも、その消費パターンに応じて、有益にも有害にもなる、ということです。

参考文献：Breslow, R.A., Smothers, B.A., Drinking patterns and body mass index in never smokers:

National Health Interview Survey, 1997-2001., *American Journal of Epidemiology*, 2005, 161(4), 368-376.

禁酒は太りやすい

さて次に、「アメリカ疾病管理予防センター（Centers for Disease Control and Prevention：ＣＤＣ）」の報告を見てみます。

研究者らは、二五〜七四歳の、七二三〇人のアメリカ人を対象に、アルコール摂取と体重との関係を調べました。調査は遠大なものです。対象者らは、体重を測って、さらに一〇年後の体重を測定します。分析は、年齢、人種、身長、教育、健康状態、喫煙状況、ダイエットの状態、身体活動などに細かく分類し、さらにアルコール以外のすべてのカロリー摂取を考慮して、調整しました。

その結果は驚くべきものです。

アルコールを飲んだ男女は、非飲酒者よりも体重増加が少なめでした。また、飲酒者は、研究対象となった一〇年間の追跡期間において、より体重の増減が少なく、酒を飲まない人たちより体重が安定していました。

研究者らは、これらのデータにより、アルコール摂取は、肥満の危険性を増大させないことを示唆したのです。

参考文献：Liu, S., et al., A prospective study of alcohol intake and change in body weight among US adults., *American Journal of Epidemiology*, 1994, 140(10), 912-920.

女性も酒飲みは太りにくい

では続いて、ハーバード大学の研究です。こちらは女性について。

アメリカ「ハーバード大学医学部」の「ブリガム・アンド・ウィメンズ病院（Brigham and Women's Hospital）」の研究者らは、三八・九歳以上（細かいですが）の、心血管疾患、がん、および糖尿病に罹患していない、正常範囲内の肥満指数（ＢＭＩが一八・五以上二五未満）である一万九二二〇人の女性について、飲酒と体重の増減を「前向き研究」しました。

「前向き研究」とは、もちろん研究者が前に向かってする調査とか、そういう意味ではなく、最初に研究対象者を調査したうえで、未来に向かって（前向き）研究をしていくものを指します。逆に、研究開始時点からデータを遡って研究するものは「後ろ向き研究」といいます。後ろ向きだから研究者にやる気がない、というわけではけっしてありません。

研究のフォローアップ期間は一二・九年（これも細かいですね）で、最初は正常体重だった七九四二人（研究対象者の四一・三パーセント）の女性は、過体重または軽度の肥満（ＢＭＩが二五以上）になりました。七三二人（三・八パーセント）は明らかな肥満（ＢＭＩが三〇以上）になったのです。

年齢、ＢＭＩ基準値、アルコール以外のエネルギー摂取量、運動などの身体活動レベル、喫煙およびその他のライフスタイルや食事の要因などを加味して、研究者たちは飲酒と体重の増減について解析しました。最初は正常体重だった女性について調べたところ、非飲酒者と比較して、アルコールを軽度、適度な量を飲む女性は、フォローアップの一二・九年の間に、やはり、太りにくいことがわかったのです。

参考文献：Wang, L., et al., Alcohol consumption, weight gain, and risk of becoming overweight in middle-aged and older women., *Archives of Internal Medicine*, 2010, 170(5), 453-461.

ウエスト周りと飲酒の因果関係

さらに続いて「ビール腹神話」の中枢に斬り込んでいきます。

「南デンマーク大学（University of Southern Denmark）」の研究者らは、平均期間五年にわたる四万三五四三人の男女を対象とした「前向き研究」で、アルコール消費量と体重や体型などの変化について調べました。その結果、飲酒頻度の増加とは逆に、飲む回数が少ないほど、ウエスト周りが増加していくことがわかったのです。

一方、より頻繁にアルコールを飲んだ男女において、ウエスト周りの増加の可能性が低くなりました。毎日ビールを飲んだら「ビール腹」になるという「神話」は、ますます怪しくなってきましたね。

参考文献：Tolstrup, J.S., et al., Alcohol drinking frequency in relation to subsequent changes in waist circumference., *American Journal of Clinical Nutrition*, 2008, 87(4), 957-963.

さらに「ちびちび毎日飲み続けるほうが太らない」説の実証は続きます。

「アメリカ国立アルコール乱用・依存症研究所」の研究者らは、四万五八九六人の成人飲酒者、非喫煙者を対象に、飲酒パターンおよびＢＭＩ値との関係を分析しました。

飲酒量が一日あたり、一ドリンクから四ドリンク以上に増加した人は、ＢＭＩ値が増加しました。しかし、アルコールを飲む頻度が増すにつれて、ＢＭＩ値はたしかに減少したのです。

ＢＭＩ値の減少は、男性よりも女性でより顕著でしたが、すべての対象者に当てはまりました。

少量を、頻繁に飲む人が一番スリムで、大量にときどき飲む人が一番体重は重くなる――。

この報告は、これまでの他の研究と同じく、「酒は百薬の長」よろしく、アルコールから最大の健康上の利益を得るためには、少量を、頻繁に飲むことがポイントであると示唆したのです。

参考文献：Breslow, R.A., Smothers, B.A., Drinking patterns and body mass index in never smokers: National Health Interview Survey, 1997-2001., *American Journal of Epidemiology*, 2005, 161(4),

368-376.

いかがでしたか？

各調査で、多少、結果のばらつきはありますが、お酒は、少量あるいは適量を、毎日飲むのがベストです。なまじ「休肝日」を設けて、まとめてがぶ飲みするのはかえって太る——。

ただし、飲めない人が、健康のためだからといって無理して飲むと、当たり前ですが、体を壊します。そうしたメカニズムに関しては、のちほどご説明いたします。

結局のところ、「お酒を飲んで太る」というのは、以下の三つが主な原因と思われます。

一．少量のアルコール摂取でも、食欲増進作用があるので、おつまみなどをたくさん食べてしまう。だいたいおつまみ系は高脂肪のものが多いうえに味つけが濃く、さらに食が進む

二．お酒に含まれる糖質のエネルギーによる（特にビールやワイン、日本酒などの醸造酒は焼酎やウイスキー、ウォッカなどの蒸留酒に比べて糖質が多く含まれるのでカロリーが高い）ので、大量に飲めば、やはりカロリーオーバーになる

三．飲酒は夜間に及ぶことが多いため、サーカディアンリズム（体内時計）が乱れる

一．と二．によりトータルの摂取カロリーが多くなり、さらに三．によって夜間に飲食する機会が増えることによる肥満、ということになるのです。

さて次は、お酒のカロリーについて、考えてみましょう！

第三章　アルコールのカロリーはどれくらい？

炭水化物の倍のカロリー

ところで、お酒にはどれほどのカロリーがどのように含まれているのでしょう？

純粋なアルコールは、一グラムあたり約七キロカロリーを含んでいます。これは、炭水化物やタンパク質のほぼ倍になるのです。炭水化物もタンパク質も、いずれも一グラムあたり約四キロカロリー。肥満の最大の敵・脂肪の一グラムあたり約九キロカロリーを少し下回る程度なのです。

「ええっ？　糖質ゼロのお酒なら安心と思ってガンガン飲んでたのに、アルコールって、糖よりカロリーが高いんだ!?」

と、びっくりする方も多いかもしれません。ただし、アルコールは、糖や脂肪とは代謝のしやすさが違うので、アルコール「そのもの」のエネルギーで、すぐに太るということはまずないと考えられています。

また、極端な話、マクドナルドのハンバーガー「ビッグマック」一個分のカロリー＝五五七キロカロリーをアルコールに換算すると、一グラム＝七キロカロリーとして七九・六グラム。三五〇ミリリットルの缶ビールにして六本弱――。

これだけの純粋アルコールを一気に摂取すれば、ふつうの人は酩酊してしまいますよね。つまり一気に太るほどのエネルギーをアルコール「のみ」から摂取することは、よほどの酒豪でもない限り難しいと思います。

さて次に、まずアルコールが、自分の体内でどのように代謝されるのか、そのメカニズムをご説明いたします。

酒はどう消化されるのか

肝臓はアルコールを分解しますが、エネルギーとなる糖には代謝しません。化学の授業を思い出してみてください。お酒のアルコールの成分は、エタノールでしたね。このエタノールは体内に摂取後、消化はされずに、胃で二〇パーセント、小腸で残りの八〇パーセントが吸収され、その後、循環して肝臓に運ばれます。

肝臓にはいったエタノールは、有害な物質であるアセトアルデヒドにいったん分解された後、さらに別の酵素で、無害な酢酸に分解されていきます。

酢酸は、血液によって筋肉や心臓などに運ばれてエネルギーとして消費され、最終的に炭酸ガスと水になるのです。

つまり、酢酸が血流に乗って筋肉や心臓などに運ばれて、ようやくエネルギー源となるわけですね。エネルギーが余れば脂肪として体内に蓄えられることになりますし、肝臓から血中に放出された酢酸自体が、脂肪の消費を妨げる働きを持っているために、体重増加に寄与してしまいます。

そうかと思うと、アルコールが体重増加とは反対に作用することもあるのです。アルコールは体内に吸収された後に、すぐ熱になって消費されやすく、体内に余分なエネルギーとして蓄積されにくいともいわれます。そのため、実質的なアルコールの摂取カロリーは、体内に入った七〇パーセント程度で、アルコール一グラム＝五キロカロリー程度ではないかともいわれているのです。それどころか、アルコールは**かえって**体内エネルギー消費を増加させるとの報告もあります。

結局のところ、アルコールは体重を増加させない、という現実について、明白な理由はまだまだ不明なままですが、多くの最新研究の結果からは、アルコールに含まれるエネルギーが、体内で効率的に使用されてはいないことが示唆されています。

研究現場では、アルコールは、もっと著しく代謝率を増加させる効果があるというように考えられているのです。脂肪として体内に蓄積されているのではなく、**かえって**カロリーを燃焼させる効果がある、という見方もあるのです。

お酒と体質

先ほどのアルコールの分解過程について、もう少し詳しく見ていきましょう。

アルコールの成分の中でも、主にエタノールとアセトアルデヒドが、私たちの体に影響します。このエタノールによってもたらされるのが酔いなのです。

エタノールは中枢神経（脳）の作用を抑制し、適量であれば興奮状態を和らげる一種の精神安定剤にもなり得ますが、もちろん飲みすぎると毒になります。記憶をなくしたり、「酒乱」と呼ばれるように心のタガが外れたりしてしまう人は、エタノールの過剰摂取が原因ですね。

対してアセトアルデヒドは、ほんの少し摂取しただけで毒として作用してしまいます。気持ち悪くなるのも、動悸がするのも、頭が痛くなるのも、アセトアルデヒドの仕業なのです。これが二日酔いの原因となるわけですね。

さて、酒を飲んで体内に吸収されたエタノールは、主に肝臓で酵素によって酸化処理（代謝）されます。エタノールを代謝する酵素と、アセトアルデヒドを代謝する酵素は異なり、遺伝子によって、それぞれ働きに強い弱いがあることが知られています。つまり、酵素の働きが極端に弱い人が、「体質的にアルコールを受け付けない」人なのです。

両方を分解する酵素の強い人は、大量に飲んでも平気。ただ、それはあくまでもアセトアルデヒドの濃度を低く抑えているだけで、肝臓や消化器には負担がかかっています。大酒飲みが突然内臓をやられる、というのは、こうした無自覚な過剰の飲酒がまさに「ボディブロー」のように効いていた、ということですね。

初出・出典：「ロハス・メディカル」（二〇一〇年八月号「毒か薬か　アルコール」）

酒が太りにくい理由

また、飲酒の人体への悪い影響として、アルコールが肝臓での脂質代謝の異常を引き起こすことも指摘されますが、実は、これが肥満に直結するわけではないのです。

というのも、アルコールは交感神経系を亢進《こうしん》、つまり昂《たかぶ》らせることによって、脂肪の組織に含まれる中性脂肪を分解して、血液中に遊離の脂肪酸を増やすからです。ありていにいえば、酔っぱらうと脂肪を分解するわけですね。

アルコールで肝臓が悪くなるメカニズムというのは、以下のようなものです。

アルコール摂取により、体脂肪の分解から生じた血液中の脂肪酸が増加し、肝臓に流れ込みます。さらに肝細胞における脂肪酸の利用（これをβ酸化と呼びます）が抑制されることが合わさり、肝臓内の脂肪酸が増えます。

これに加えて、アルコール摂取は肝臓での「グリセロール3リン酸」合成を亢進させます。つまり、アルコール摂取は肝臓での中性脂肪を合成するために必要な両方の材料、「脂肪酸」と「グリセロール3リン酸」を増やしてしまうため、中性脂肪の合成を進めてしまうわけです。そして、アルコール性脂肪肝が進行します。

「アメリカ国民健康栄養調査（National Health and Nutrition Examination Survey：NHANES）」のデータによると、酒飲みは、そうでない人よりも、より高いカロリー摂取量にもかかわらず、肥満ではありませんでした。

酒飲みについて調査したところ、アルコール摂取量が増加すると、非アルコール性のカロリーの摂取量は減少したのです。アルコールから摂取されるカロリーの一五〜四一パーセントが、非アルコールカロリーに置き換えられると見られているのです。

要するに、アルコールのカロリーは効率的に利用しにくく、または非アルコール性カロリーの利用を妨害する可能性があるのです。また、酒飲みとそうでない人の間で、カロリー摂取量のもっとも顕著な違いは、酒飲みの炭水化物摂取の低下でした。酒を飲むことで、炭水化物を控える傾向があるわけですね。

参考文献：Gruchow, H.W., et al., Alcohol consumption, nutrient intake and relative body weight among US adults., *American Journal of Clinical Nutrition*, 1985, 42(2), 289-295.

ただし注意が必要なのは、飲酒の際、私たちの体はいわゆる三大栄養素、脂肪、タンパク質、そして炭水化物を処理する前に、最初にアルコールを処理することです。

あなたが三五〇ミリリットルのビールの六缶パック（約八四〇キロカロリー）を飲んで、その後、お腹がすいて、ビッグマック約五六〇キロカロリーを食べたとしましょう（かなりの暴飲暴食ですが）。あなたの体は、最初に、アルコールのカロリーを消費することに取りかかります。ビールからの八四〇キロカロリーを燃やした時点で、おそらくすでに眠ってしまっているでしょうから、そのころ、ビッグマック約五六〇キロカロリーは余分なカロリーとなって、体内の脂肪に変換されて、蓄積されることになるのです。

アルコール使用障害の人は、食事をアルコールで代替する傾向にありますから、そういう人は体重が減少する可能性が大きいのですが、一般的に、飲酒は食欲を刺激し、食べ物の好みに影響します。要するに、飲むと食欲が増して、油っこいものを食べすぎるのですね。

結局、これが一番の肥満の原因なのです。

そこで、次は、アルコールと食欲の悩ましい関係を説き明かしていきましょう。

第四章　飲むと食べたくなるメカニズム

アルコールが刺激する食欲

ところで、なぜ食前酒を口にした後には食欲が増すのか?

また、飲み会後、夜中に空腹感を覚えたことはありませんか。

実は、アルコールを飲んだときの食欲は人それぞれ。残念ながら、一言では結論はいえません。

さらに、どのタイミングでアルコールを摂取するかや、それまでどのくらいアルコールを飲んできたかという飲酒歴など、環境的要因によってもずいぶん違います。

この複雑な問題を解決するために、アルコールと食欲に関する、さまざまな研究が世界中で行われてきました。

たとえば、スコットランドの「ダンディー大学(University of Dundee)」の研究者らは、二六人の男性を二つのグループにわけて、昼食三〇分前に、それぞれノンアルコールラガービールか、もしくはアルコール三ドリンク(イギリスの一ドリンク=八グラムとして、二四グラムのエタノール)を加えた同じラガービールを三三〇ミリリットルずつ飲んでもらいました。

　すると、その後のビュッフェスタイルのランチでは、エタノール入りのラガービールを飲んだグループの摂取量は、約二〇〇キロカロリーも高くなりました。

　一方、イギリス「リバプール大学（University of Liverpool）」の研究者らは、一二人の男性を三つのグループにわけて、昼食三〇分前に、それぞれノンアルコールラガービール、アルコール一ドリンク（八グラムのエタノール）を加えたラガービール、もしくはアルコール四ドリンク（三二グラムのエタノール）を加えたラガービールを三三〇ミリリットルずつ飲んでもらいました。

　すると、その後のランチで、アルコール四ドリンク入りを飲んだ参加者は、より高脂肪で塩辛い食品を摂取したのです。

　さらに、一日の総カロリー摂取量は、アルコール一ドリンク入りを摂取した場合より、アルコール四ドリンク入りを摂取した場合のほうが、約三四〇キロカロリーも高くなりました。

結論として、アルコールの摂取量が、ある一定の閾値、つまり臨界点を超えると、食欲を刺激する、ということが証明されました。

しかも、高カロリーで塩分の強い食品を好むようになります。

なぜでしょうか？

酒とつまみをほしがるガラニン

ガラニンと呼ばれる神経ペプチド（アミノ酸がつながったもの）は、食欲、特に脂肪の豊富な食品に対しての食欲を刺激することで知られています。

つまり、脂肪の豊富な食品を食べるとガラニンが産生されて、そのガラニンが、さらに脂肪の豊富な食品の摂取を促すわけです。

ガラニンは、アルコールの消費にも関わります。飲酒によって、ガラニンの産生が増えるといわれているのです。

また、ガラニンは、アルコールをもっと飲みたいという動機づけにもなります。つまり、高脂肪の食品への食欲と同様に、アルコールを飲むとガラニンが産生されて、そのガラニンがアルコールの消費をさらに促していくわけです。

ただし、ここがややこしいところですが、ガラニンが、つねに食欲とアルコールを、並行して要求するわけではないのです。特にアルコール使用障害の方についてはそういう傾向があります。

アメリカの「プリンストン大学（Princeton University）」の研究者らが、アルコールを飲ませ続けたラットにガラニンを投与したところ、アルコールは引き続き飲みますが、エサの摂取量は増えませんでした。

まるで、アルコール使用障害の人が、そんなに食べたがらずに、お酒ばかり飲んでいる状況に似ていますね。

また、飲み会で、アルコールがこれ以上飲めない、となったときに、お酒は飲めないけれども脂肪の豊富な食べ物が食べたくなる現象も、ガラニンの働きかもしれませんね。

とにかく、アルコールを飲みたいという欲望と食欲とは、非常に密接な関係があるのです。

アルコールは、ガラニンだけではなく、食欲を増す働きがあるグレリンにも作用します。

グレリンは胃などから産生されるペプチドホルモンです。私たちが、ふだん、お腹がすいて、胃が空っぽになるとグレリンの濃度は上昇し、何かを食べて胃に食べ物が入れば、グレリンは減ります。また、グレリンは脂肪を増やし、体重を増加させるという作用もあります。

「アメリカ国立アルコール乱用・依存症研究所」の研究者らは、四五人のアルコール使用障害で多量飲酒者の男女を、無作為にグループ分けして、三つの異なる用量のグレリンを静脈投与しました。

ただし、三つのうちの一つはプラセボ（偽薬）で、グレリンは含まれません。

その結果、プラセボを投与した場合、つまり、「グレリンを打ちますよ」といいつつ、何もしなかった状態と比較して、実際にグレリンを投与した場合には、著しくアルコールの渇望が増加しました。

ところが、ジュースを飲みたいという衝動には影響を及ぼしませんでした。

グレリンがアルコールをほしがるホルモンであることが証明されたわけですね。

酒を飲んで食べないとヤバい

アルコール使用障害の人は、食欲低下が頻繁に生じるため、栄養失調や生命の維持が危険なまでに体重が減る可能性があります。

アルコールのかたちで栄養素が空っぽのカロリーを摂取しても、生命の維持のために重要な栄養素は摂取できません。また、アルコール使用障害の人は、しばしば脂肪肝を合併しています。そして、肝機能の低下により、さらに健康に悪影響を与え、栄養不足にまつわる病気のリスクを高めるのです。

これは、よくいわれることですよね。

アルコールと食欲の関係は、非常に複雑です。食前酒では食欲を刺激するもとになったり、飲みすぎの人にとっては、食欲低下を招いたり。

さて、第五章では、気になるアルコールの炭水化物と肥満についての、ホントの話をしましょう。

参考文献：Hetherington, M.M., et al., Stimulation of appetite by alcohol., *Physiology & Behavior*, 2001, 74(3), 283-289.

Caton, S.J., et al., Dose-dependent effects of alcohol on appetite and food intake., *Physiology & Behavior*, 2004, 81(1), 51-58.

Lewis, M.J., et al., Galanin and alcohol dependence: neurobehavioral research., *Neuropeptides*, 2005, 39(3), 317-321.

Lewis, M.J., et al., Galanin microinjection in the third ventricle increases voluntary ethanol intake., *Alcoholism: Clinical and Experimental Research*, 2004, 28(12), 1822-1828.

Leggio, L., et al., Intravenous ghrelin administration increases alcohol craving in alcohol-dependent heavy drinkers: a preliminary investigation., *Biological Psychiatry*, 2014, 76(9), 734-741.

第五章　アルコールに含まれる炭水化物の正体

すでにご説明したように、アルコールは炭水化物ではありません。この点をより深く、正しく理解するために、どのようにアルコール商品が造られるのか、その製造過程について見てみましょう。

醸造酒：ビール、ワイン、日本酒など

発酵によって造られるアルコール飲料は、総称して「醸造酒」と呼ばれます。

発酵に伴って、酵母が原料の糖分＝炭水化物を食べることによって、糖がアルコール（＋炭酸ガス）に変わります。

ただし、ビールを製造する場合には、発酵の前に、原料の炭水化物となる麦を、まず糖化する必要があります。

日本酒なら、原料のお米を糖化するわけです。日本酒では、同じ容器の中で、糖化と発酵が同時に行われます。

ワインは、原料のブドウに糖分が含まれているので、糖化の必要はなく、そのまま酵母で発酵させて、ワインを造ります。

つまり、実際に使用される炭水化物や糖の種類によって、アルコール飲料の種類が定義されるのですね。

さて、糖化や発酵のプロセスを調整することで、糖分やアルコールの強度が決まります。糖化された糖をたくさんアルコールに分解すれば、アルコール度数の高いお酒になります し、糖をアルコールにすべて変換しなければ、その分アルコール飲料に糖が残ることになります。

この調整で、それぞれのお酒の味わいや風味などの特徴ができるわけですね。なので、製造者のこだわりというのは、これらのプロセスの違いによる、というわけです。

低炭水化物ビール

最近、炭水化物を悪モノであるかのようにみなした「低炭水化物ダイエット」が流行《はや》りとなっていますが、その影響もあって、アルコールに変換されずにお酒に残った糖が、肥満の原因だと問題視されています。

そこで、低炭水化物ビールが誕生しました。

前にご説明したように、炭水化物（＝糖質）は一グラムあたり約四キロカロリー、アルコールは約七キロカロリーです。

たとえば、ふつうのビール、「キリン一番搾り生ビール」の場合では、三五〇ミリリットルあたり、糖質が約九・五グラム（九・五×四＝三八キロカロリー）、アルコールが五パーセント、さらにアルコール比重の〇・八をかけて一四グラム（一四×七＝九八キロカロリー）です。

発泡酒はどうでしょうか。「キリンゼロ〈生〉」を見てみましょう。三五〇ミリリットルあたり、糖質が〇グラム、アルコールが三パーセントで八・四グラム（八・四×七＝五八・八キロカロリー）。

新ジャンル、つまり第三のビールは、「キリン濃い味〈糖質0〉」が、三五〇ミリリットルあたり、糖質が〇グラム、アルコールが二・五パーセント以上三・五パーセント未満（四九～六八・六キロカロリー）です。

糖質だけで見ると、約九・五グラム（九・五×四＝三八キロカロリー）の違い。

いかがでしょうか。一缶のビールを飲むのに、それほど大きい差とは思えません。ちなみに角砂糖一個は、三～四グラムです。つまり、角砂糖二～三個の差ということになり、いずれにしても、違いは小さく、その摂取が肥満の元凶となるのかどうか、評価することは難しいです。

ワインの糖分

ちなみに、ブドウがワインになるときには、果実の糖（炭水化物）のほとんどはアルコールに変換されます。

とはいっても、いくらかの炭水化物は残っているのです。

ワイングラス一杯の五オンス＝一四八ミリリットルには、おおよその場合、一一〇キロカロリーが含まれます。

詳細は炭水化物約二・二グラム（二・二×四＝八・八キロカロリー）＋アルコール約一三・八グラム（一三・八×七＝九六・六キロカロリー）となります。

もちろんですが、ワインの種類によって、この数字は異なります。

蒸留酒：ウイスキー、焼酎など

ウイスキーやブランデー、焼酎にスピリッツやウォッカといった蒸留酒は、それほど太らないお酒と思われていますよね。では実際のところはどうなのでしょうか。

蒸留酒は、原料を発酵させた後、蒸留します。蒸留のプロセスは、醸造酒を加熱して、アルコール分を蒸気にして、その成分を冷やして集めます。

ですので、蒸留の最終結果はエタノール＝炭水化物ゼロの液体です。でも炭水化物はなくても、アルコールの度数が高いものが多いです。

つまり、ウォッカやウイスキーの「炭水化物ゼロだから健康的」というとらえ方は、そもそも炭水化物のあるなしではなく、アルコールのカロリーが高いのですから、ナンセンスなのです。まるで、ファットフリーキャンディのように。

「糖質ゼロ」が重要ではない

一般的に、低炭水化物食品、そしてそれをどんどん食べるという「低炭水化物ダイエット」は、それぞれが「健康食品」「減量食」という意味合いで語られます。にもかかわらず、そうである証拠は、実際のところ、ありません。これは、後の章で詳しくご紹介します。

さらに、ビール、ワインなどにいたっては、「低炭水化物のほうが健康」などという説には、まったく証拠がありません。低炭水化物ビールは、低炭水化物ダイエットの流行に乗ったマーケットの策略なのです。お酒を飲んだら太るとか、健康に悪影響とかいう議論において重要なのはアルコールの量です。

当たり前の話ですが、そもそもアルコールはカロリーをたくさん含んでいますので、アルコール飲料は、カロリーが高くなります。

「低炭水化物だから」と飲みすぎてしまうと、アルコールのカロリーで**かえって太る**のは、当然の話です。

適量のアルコールを楽しむ分には、摂取する炭水化物の量なんて、それほど多くありませんよね。

「糖質ゼロ」と「糖類ゼロ」

また、表示のトリックにも注意してください。

まず、「カロリーゼロ」といっても、摂取カロリーがまったくないわけではないのです。

日本では、食品の場合、一〇〇グラムあたりのカロリーが五キロカロリー未満であれば、「ゼロカロリー」「ノンカロリー」「レスカロリー」「カロリー無」と表示できます。

同じように、飲料の場合は、一〇〇ミリリットルあたり五キロカロリー未満であれば「カロリーゼロ」。「ノン」「レス」「無」とうたえるのです。

このように、「カロリーゼロ」は「まったくカロリーが含まれていない」わけではありません。また、「カロリーオフ」と書かれた飲料の場合、一〇〇ミリリットルあたりの基準は二〇キロカロリー以下です。「低」「ひかえめ」「少」「ライト」「ダイエット」も同じです。

「糖質ゼロ」や「糖類ゼロ」にもだまされてはいけません。

一〇〇ミリリットルあたりの糖類が〇・五グラム未満なら「糖類ゼロ」と表示できます。

ドリンクのパッケージに書かれている「成分分析表」に「炭水化物」が含まれていたら、それは糖類ですね。

では、そもそも炭水化物とは何なのでしょうか。

炭水化物は「食物繊維」と「糖質」から成ります。この「糖質」には、多糖類（オリゴ糖、でんぷん、デキストリン）、二糖類（麦芽糖、ショ糖、乳糖）、単糖類（ブドウ糖、果糖）などが含まれていますが、「糖類」はこのうち単糖類と二糖類を指して、多糖類は含まれません。

つまり、糖質には多糖類が含まれるので、「糖質ゼロ」なら、三つの糖類もゼロとなりますが、注意しなければならないのは、「糖類ゼロ」という表示です。ショ糖や乳糖、ブドウ糖などは含まれていませんが、多糖類などの糖質が含まれていることがあるのです。

なお、糖類と糖質の両方が表示されている場合は、混乱しやすい糖質と糖類の違いを明確にしているので、消費者に親切な商品だといえるでしょう。

ところで、どうして、日本だけ、こんなにビールの種類が多いのでしょうか？

次は悩ましい「ビールの分類」のお話です。

第六章　なぜ日本には違う種類のビールがこんなにあるのか

アルコール分	タンパク質	糖質	ナトリウム	エネルギー	脂質	食物繊維	プリン体
5%	0.2〜0.4g	3.0g	0〜8mg	42kcal	0g	0g	*5〜6mg
5.5%	0.1〜0.5g	2.7g	0〜8mg	42kcal	0g	0〜0.2g	5. 5mg
6%	0.2〜0.6g	3.3g	0〜8mg	48kcal	0g	0〜0.2g	*8.2mg
5%	0〜0.6g	3.0〜5.0g	0〜8mg	47kcal	0g	0〜0.5g	*6.2mg
5.5%	*0.2〜0.6g	*3.2g	*0〜8mg	*45kcal	*0g	*0〜0.1g	*6.8mg
6.5%	0.4〜0.8g	3.0g	0〜8mg	50kcal	0g	0〜0.2g	*10.3mg
5%	0.3〜0.6g	2.7g	0mg	41kcal	0g	0〜0.1g	約8.8mg
5%	0.4〜0.7g	4.0g	0mg	46kcal	0g	0〜0.3g	約9.0mg
5.5%	0.3〜0.7g	3.4g	0mg	47kcal	0g	0〜0.1g	約9.3mg
5%	0.3g	2.9g	0mg	40kcal	0g	0〜0.1g	*約7.5mg
5%	0.3g	2.9g	0mg	40kcal	0g	0〜0.1g	*約8.0mg
5%	0.3〜0.6g	2.9g	0mg	40kcal	0g	0.1〜0.2g	*約11mg
5.5%	0.4〜0.6g	3.8g	0〜7mg	47kcal	0g	0〜0.1g	約9.5mg
5.5%	0.4〜0.7g	4.6g	0〜7mg	52kcal	0g	0.1〜0.5g	約9.4mg
5%	0.4〜0.6g	3.6g	0〜7mg	42kcal	0g	0〜0.1g	約8.4mg
4%	0g	0g	0〜12mg	24kcal	0g	0〜0.1g	*3.6mg
5.5%	0g	0g	15 〜30mg	34kcal	0g	1.8g	0mg
5.5%	0g	3.6g	0〜8mg	45kcal	0g	0〜0.1g	*3.2mg

＊印の表記はサッポロビールの調べによる総プリン体の数値です。

国産大手メーカーのビール、発泡酒などの成分とエネルギー含有量

ふつうのビール	
(100mlあたり)	原材料
アサヒスーパードライ	麦芽、ホップ、米、コーン、スターチ
アサヒスーパードライ エクストラシャープ	麦芽、ホップ、米、コーン、スターチ
アサヒスーパードライ ドライプレミアム	麦芽、ホップ、米、コーン、スターチ
アサヒ黒生	麦芽、ホップ、米、コーン、スターチ
アサヒプレミアム生ビール熟撰	麦芽、ホップ、米、スターチ
アサヒ ザ・エクストラ	麦芽、ホップ
キリン一番搾り生ビール	麦芽、ホップ
一番搾り スタウト	麦芽、ホップ
一番搾り プレミアム	麦芽、ホップ
サッポロ生ビール黒ラベル	麦芽、ホップ、米、コーン、スターチ
サッポロラガービール	麦芽、ホップ、米、コーン、スターチ
サッポロクラシック	麦芽、ホップ
ザ・プレミアム・モルツ	麦芽、ホップ
ザ・プレミアム・モルツ〈黒〉	麦芽、ホップ
モルツ	麦芽、ホップ
発泡酒	
アサヒスタイルフリー	麦芽、ホップ、糖類、カラメル色素、酵母エキス、大豆タンパク
アサヒスーパーゼロ	麦芽エキス、ホップ、カラメル色素、アルコール、食物繊維、米乳酸発酵液、酸味料、香料、乳化剤、調味料(アミノ酸)、酸化防止剤(ビタミンC)、甘味料(アセスルファムK)
アサヒ本生ドラフト	麦芽、ホップ、大麦、大麦エキス、米、コーン、スターチ、糖類

原則容器に表記した値を掲載していますが、「*」のついた値はアサヒビールによる分析例となります。この値は実際の成分量とは異なる可能性があります。

アルコール分	タンパク質	糖質	ナトリウム	エネルギー	脂質	食物繊維	プリン体
5%	0g	1.2～1.8g	0～8mg	35kcal	0g	0～0.1g	*2.4mg
3.5%	0g	2.9g	0～20mg	31kcal	0g	0～0.2g	*4.0mg
5.5%	0.2～0.3g	3.4g	0mg	45kcal	0g	0～0.1g	約3.4mg
4.5%	0～0.2g	0.7～1.1g	0mg	29kcal	0g	0～0.1g	約2.3mg
3%	0.1～0.3g	0mg	0～10mg	19kcal	0g	0～0.1g	約2.1mg
4%	0～0.1g	0g	0mg	26kcal	0g	2.1g	*0mg
5.5%	0.1～0.2g	3.2g	0mg	44kcal	0g	0～0.1g	*約3.4mg
5%	0g	0g	0～7mg	28kcal	0g	0～0.1g	0mg
5%	0.1～0.5g	3.2g	0～8mg	45kcal	0g	0～0.1g	*4.4mg
6%	0.1～0.5g	3.8g	0～8mg	51kcal	0g	0～0.2g	*4.3mg
4%以上 5%未満	0g	0.4～0.9g	0～8mg	27kcal	0g	1.0～1.7g	0 ～0.66mg
4%	0g	0g	0～10mg	27kcal	0g	1.5～2.0g	*3.0mg
7%	0g	0.7～1.2g	0～8mg	46kcal	0g	1.0～1.7g	*4.1mg

（100mlあたり）	原材料
アサヒ本生アクアブルー	麦芽、ホップ、大麦、大麦エキス、スターチ、糖類、酵母エキス、海藻エキス
アサヒレッドアイ	麦芽、ホップ、糖類、カラメル色素、トマト果汁、レモン果汁、酵母エキス、大豆タンパク、香料、野菜色素、酸味料
麒麟淡麗〈生〉	麦芽、ホップ、大麦、米、コーン、スターチ、糖類
淡麗グリーンラベル	麦芽、ホップ、大麦、糖類
キリンゼロ〈生〉	麦芽、ホップ、糖類、大豆タンパク、酵母エキス、甘味料（アセスルファムK）
サッポロ 極ZERO（ゴクゼロ）	麦芽、ホップ、大麦、苦味料、カラメル色素、スピリッツ、水溶性食物繊維、エンドウタンパク抽出物、香料、酸味料、安定剤（アルギン酸エステル）、甘味料（アセスルファムK）
サッポロ 北海道生搾り	麦芽、ホップ、大麦、糖類
おいしいZERO	麦芽、ホップ、糖類、醸造アルコール、香料、酸味料、カラメル色素、苦味料、甘味料（アセスルファムK）、クエン酸K、炭酸ガス含有
新ジャンル（第三、第四のビール）	
クリア アサヒ	発泡酒（麦芽、ホップ、大麦、コーン、スターチ）、スピリッツ（大麦）
クリアアサヒ プライムリッチ	発泡酒（麦芽、ホップ、大麦、コーン、スターチ）、スピリッツ（大麦）
アサヒオフ	発泡酒（麦芽エキス、ホップ、糖類、カラメル色素、食物繊維、大豆タンパク、調味料〈アミノ酸〉、甘味料〈アセスルファムK〉）、スピリッツ（大麦）
アサヒアクアゼロ	発泡酒（麦芽エキス、ホップ、糖類、カラメル色素、食物繊維、酵母エキス、大豆タンパク、調味料〈アミノ酸〉、硫酸Mg 、硫酸Ca 、リン酸K、甘味料〈アセスルファムK〉）、スピリッツ（大麦）
アサヒストロングオフ	発泡酒（麦芽、ホップ、糖類、食物繊維、酵母エキス）、スピリッツ（大麦）

アルコール分	タンパク質	糖質	ナトリウム	エネルギー	脂質	食物繊維	プリン体
5%	0〜0.3g	3.1g	0〜8mg	42kcal	0g	0〜0.1g	約1.1mg
5%	0〜0.1g	3.3g	0mg	42kcal	0g	0〜0.1g	*0 〜1.5mg
5%	0.5g	3.4g	0〜8mg	45kcal	0g	0〜0.2g	*約10mg
5%	0.5g	4.0g	0〜8mg	47kcal	0g	0〜0.3g	*約10mg
5%	0.1〜0.3g	3.1g	0mg	42kcal	0g	0〜0.1g	*約4.9mg
5%	0〜0.1g	0.9〜2.0g	0〜10mg	35kcal	0g	0.3〜1.3g	0 〜0.9mg
5%	0.1〜0.3g	3.2g	0〜7mg	43kcal	0g	0〜0.1g	約3.5mg
0.00%	0g	0g	0〜10mg	0kcal	0g	0.4〜1.2g	0 〜1.0mg
0%	0〜0.3g	2.7g	0〜4mg	11kcal	0g	0〜0.1g	0〜 約2.8mg
−%	0.2〜0.5g	3.6g	0〜10mg	16kcal	0g	0〜0.1g	0〜 2.7mg
0.00%	0.1〜0.3g	3.3g	0mg	14kcal	0g	0〜0.1g	*4.0mg
0.00%	0.1〜0.3g	6.3g	0〜12mg	26kcal	0g	0〜0.1g	*4.0mg
0.00%	0.1〜0.3g	4.9g	0〜10mg	21kcal	0g	0〜0.1g	*4.0mg
0%	0g	0g	0〜7mg	0kcal	0g	0〜0.1g	0 〜0.2mg

（100mlあたり）	原材料
キリン のどごし〈生〉	ホップ、糖類、大豆タンパク、酵母エキス
サッポロ ドラフトワン	ホップ、糖類、エンドウタンパク、カラメル色素
サッポロ 麦とホップ The gold	発泡酒（麦芽、ホップ、大麦）、スピリッツ（大麦）
サッポロ 麦とホップ〈黒〉	発泡酒（麦芽、ホップ、大麦）、スピリッツ（大麦）
サッポロ 北海道PREMIUM	発泡酒（麦芽、ホップ、大麦、糖類）、スピリッツ（大麦）
ジョッキ生	ホップ、コーン、糖類、醸造アルコール、食物繊維、酵母エキス、コーンたんぱく分解物、香料、酸味料、カラメル色素、クエン酸K、甘味料（アセスルファムK）、炭酸ガス含有
金麦	発泡酒（麦芽、ホップ、糖類）、スピリッツ（小麦）、炭酸ガス含有
ビールテイスト清涼飲料ノンアルコール	
アサヒドライゼロ	食物繊維、大豆ペプチド、ホップ、香料、酸味料、カラメル色素、酸化防止剤（ビタミンC）、甘味料（アセスルファムK）
キリンフリー	麦芽、糖類（果糖ブドウ糖液糖、水あめ）、ホップ、酸味料、香料
キリン 休む日のAlc.0.00%	麦芽、オルニチン、水あめ、ホップ、酸味料、香料、調味料（アミノ酸等）、酸化防止剤（ビタミンC）
サッポロ プレミアムアルコールフリー	麦芽、ホップ、酵母、酸味料、香料
サッポロ プレミアムアルコールフリー ブラック	麦芽、水あめ、ホップ、酵母、カラメル色素、酸味料、香料
サッポロ プレミアムアルコールフリー 香るブレンド〈赤〉	麦芽、水あめ、ホップ、酵母、酸味料、香料、カラメル色素
オールフリー	麦芽、ホップ、香料、酸味料、カラメル色素、酸化防止剤（ビタミンC）、苦味料、甘味料（アセスルファムK）

何が違うのか

さて、「ビール」と銘打つからにはビールである基準があります。そして、ビというわけで、ビールには、使用できる材料と、その量が決められています。そして、ビールとしての酒税が課されます。ちなみに日本は欧米に比べて、ビールの税金が極端に高く定められています。そこで、酒税にかかるコストを下げるために「ビールのようなお酒」＝「発泡酒」が誕生しました。

ところが、さらなる国税庁とビール業界の戦いが繰り広げられ、発泡酒増税が決定してしまったのです。そこで、「新ジャンル」、いわゆる「第三のビール」「第四のビール」が誕生したわけです。

まあ、要するに消費者には「ビールですよ」と、国税庁には「ビールじゃありませんよ」と、こうしたいためにいろんな〝ビール〟が誕生するわけですね。

日本では、ビールの定義について、酒税法で次のように定められています。

ビール

＊麦芽、ホップ、水を原料として発酵させたもの
＊水・ホップを除いて、麦芽の使用率が三分の二以上
＊アルコール分二〇度未満のもの
＊発泡性

麦、米、とうもろこし、こうりゃん、馬鈴薯《ばれいしょ》（じゃがいも）、でんぷん、糖類など、こうした使用可能な原料を麦芽の半分をこえて使うと、ビールではなく発泡酒になります。

発泡酒

＊原料の一部に麦芽または麦を使用
＊アルコール分二〇度未満のもの
＊発泡性

原料に、麦芽または麦を少しでも使用していれば、他の原料も使用可、となります。ただ

し、その使用率により税率は変動します。

新ジャンル（いわゆる第三のビール）

＊穀類・糖類・その他の物品を原料として発酵させた酒類（つまり麦芽を使用していない）

＊アルコール分二〇度未満のもの

＊エキス分二度以上

発泡酒や新ジャンル、つまり第三のビールでも、アルコール度数がふつうのビールと同じものもあります。

先にも触れましたが、肥満や健康の悪化を招く、お酒の一番の害は、なんといってもアルコールの量です。安くて、カロリーが低めだという理由で、発泡酒や新ジャンルを飲みすぎると、結局アルコールの過剰摂取になります。

この章の冒頭に掲げた表をご参照ください。アルコールの量は、少し少なめのものから、ふつうのビールとほぼ同じものまでありますよね。

人工甘味料は糖質より怖い

従来のビールの原料は、麦芽、ホップ、米、コーン、スターチとシンプルです。

それに対して、カロリーゼロ、カロリーフリーをウリにした発泡酒や新ジャンルの一部には、甘味料のアセスルファムカリウム（アセスルファムK）が使用されています。

なにやら巷《ちまた》では、このアセスルファムカリウムを摂っても、糖質を摂って太るよりはマシだという認識が広まっているように思えてならないのですが、この甘味料の「正体」を、ここでじっくり検証してみたいと思います。

日本の厚生労働省とアメリカ食品医薬品局で認可された人工甘味料には、サッカリン、アスパルテーム、アセスルファムカリウム、スクラロース、ネオテーム、アドバンテームの六種類があります。これらは食品添加物として、使用について規制されています。

食品添加物の安全性は、まず動物実験等による毒性試験などを繰り返し行って評価します。

そして、「一日許容摂取量」と呼ばれる、健康上問題なく生涯摂取できる量が、それぞれの食品添加物に設定されるのです。

こうして毒性試験をクリアして、消費者の体内に入っていくわけですが、他にも、人工甘味料には、主に三つの作用があるのです。

一．ホルモンに影響を及ぼす
二．味覚を鈍化させる
三．コカイン以上の依存性がある

いかがでしょうか？

これではかえって糖質より怖い、といえそうですよね。では、順を追って、その作用を見ていきましょう。

一．ホルモンに影響を及ぼす

人工甘味料ではないふつうの砂糖を摂ると、血液中のブドウ糖の濃度（血糖値）が上がって、インスリンがすい臓から分泌され、血液から余分なブドウ糖を除こうとします。インスリンの作用で、肝臓や筋肉において、ブドウ糖をグリコーゲンに変えて蓄えます。

その結果、血糖値が下がります。

とはいえ、それでも肝臓や筋肉に溜められているグリコーゲンには限界があり、次にインスリンは、脂肪細胞に働きかけるのです。というわけで、余ったブドウ糖は脂肪に変化して、体脂肪として脂肪細胞に溜め込まれてしまうのです。

だからインスリンは「肥満ホルモン」とも呼ばれます。

日本人は欧米人に比べて、インスリンの分泌能力が約半分しかないため、欧米人のように超肥満体が少ないのはたしかです。欧米には、たまにお相撲さんかと見紛《みまが》うようなふくよかすぎる方がいらっしゃるのは、みなさんもご存じですよね。

ただし、日本人は、その分、糖尿病になりやすいというリスクがあります。

そして、人工甘味料によっても、インスリンが分泌されることがわかっています。

二〇一三年の報告で、人工甘味料を飲んだ後にブドウ糖液を飲んだときのほうが、水を飲んだ後にブドウ糖液を飲んだときより、血糖値のピークが高くなり、インスリンの分泌が二〇パーセント高くなることが明らかになっています。

つまり「カロリーゼロ」でも、インスリンや血糖に、結局のところは影響してくるというわけなのです。

二．味覚を鈍化させる

人工甘味料は、かなり薄めて使われて、ふつうの砂糖とほとんど同じくらいの甘さに感じるようになっています。

でも、たとえばコーヒーにふつうの砂糖を入れるとしたら、あまり多く摂ると太るのではないかという警戒感が生じて、少しは自制すると思いますが、低カロリーの「パルスイート」だったら、「たくさん入れてもいいかな」という安心感があって、「スティック一本じゃ少ないなあ」と、二本、三本と増えていったりしませんか？

この「パルスイート」は、人工甘味料のアスパルテームとアセスルファムカリウムを使っています。

人工甘味料の問題点として、摂りすぎると甘いものに慣れてしまうということがあります。

そうして甘みの強いものをふだんから食べたり飲んだりしていると、味覚を感知する舌の

「味蕾《みらい》」にある甘みセンサーの機能が鈍化していきます。味覚は刺激に慣れやすく、ふだんの食事から、かなり甘くないと満足できなくなっていくのですね。

こうした味覚に対する人工甘味料の作用が、非常に懸念されています。

甘みセンサーは舌だけでなく、胃や腸、すい臓にもあることがわかっています。胃にある甘みセンサーが「甘み」を感知すると、グレリンというホルモンが分泌されます。グレリンは前にご説明したように、食欲ホルモンです。グレリンは脳の視床下部に働いて食欲を増し、成長ホルモンの分泌を促進させます。すなわち、人工甘味料の入ったドリンクを飲んでもグレリンは分泌されますから、食欲が増して肥満につながるわけです。

三.コカイン以上の依存性がある

さらに、人工甘味料にはコカイン以上の強い依存性があるともいわれています。

私たちは、おいしいものを食べたり飲んだりすると、なぜ楽しいのでしょうか？

おいしいと感じると、脳の「快楽中枢」と呼ばれる神経系から、ドーパミンなどの神経伝達物質が分泌されて、満足感を得ます。

そして、「もっと食べたい」「もっと飲みたい」と思うのです。

ところが、「もっと」「もっと」と、満足感だけをどんどん求める状態が続くと、ドーパミンの分泌をコントロールできなくなり、依存症や中毒になります。

たとえば、麻薬のような依存性を伴う薬物を投与するとドーパミンが分泌され、満足感や幸福感、快楽を得られますが、ドーパミンが枯渇すると、また薬物が欲しくなります。それとまったく同じ作用で、人工甘味料の甘さは一時的に満足感を得られますが、枯渇すると、また欲しくなるのです。

そうして「甘み依存症」になっていくのです。

事実、サッカリンを使ったマウスの実験では、コカイン以上にサッカリンの中毒性が強いことがわかりました。サッカリンに限らず、その他の人工甘味料にも、麻薬のような強い依存性があると考えられています。

問題はまだあります。

肥満や糖尿病のほかにも、人工甘味料によると思われる病気のリスクがあるのです。

「アメリカ国立衛生研究所」が約二六万四〇〇〇人の中高年者の疫学調査をしたところ、甘いドリンク、特に人工甘味料入りの炭酸飲料は、うつ病を発症するリスクを高めることがわかりました。

毎日四缶以上飲んだ人たちは、飲まなかった人たちに比べて、うつ病の発症率が三一パーセントも高くなりました。

疫学調査というのは、対象者に生活習慣に関するアンケートを何年も実施した結果、こういう病気の人が多い、という傾向がわかるものです。ですので、この結果をもたらした詳しいメカニズムについては、残念ながら、まだわかっていません。

ただ、人工甘味料のアスパルテームは体内で代謝されたときに「フェニルアラニン」や「アスパラギン酸」「メタノール」に分解されるのですが、過剰なフェニルアラニンやアスパラギン酸は、興奮したり、意識が落ちついたりする効果を持つ神経伝達物質「ドーパミン」や「セロトニン」などを作るための「チロシン」や「トリプトファン」などが脳へ送られるのを妨害することがわかっています。

それで神経伝達物質が減り、うつ症状が現れると考えられているのです。

そんな危ない人工甘味料が、なぜ普及することになったのでしょうか？

それは、アメリカで肥満の人が増えて社会的な大問題になってきたからです。

先にも書きましたが、アメリカでは、お相撲さんかと見紛うほどの、ものすごい巨漢の人が大勢いますよね。

実は、日本の肥満の基準でいうと、七割のアメリカ人が肥満になるのです。アメリカのテレビドラマではシェイプアップした男女ばかり登場しますが、もちろんそれはドラマの中だけです。

一部には、「アメリカでは自己管理のできない肥満は恥だから、出世する人に太っている人はいない」というような話まで、日本では信じられているそうですが、実際にアメリカで働いている私にはピンときません。現に、太っている人はそこかしこにいます。

だから、「カロリーゼロ」の人工甘味料にアメリカの食品メーカーが飛びついたのです。

もちろんアメリカの消費者も、それを歓迎しました。

ところが、その人工甘味料が、肥満を減らすどころか、肥満や糖尿病のリスクになるということがわかってきたのです。

不自然な色の正体

さて、次に、色について見ていきます。

「カロリーゼロ」をうたった清涼飲料水は、自然のものとは思えない鮮やかな色をしていませんか？

そういう飲み物には「カラメル色素」が添加されているものもありますので、よく表示を見て選ぶようお勧めします。

コーラ飲料などに使われているカラメル色素が、がんの原因になるというウワサを聞いたことがある方も多いと思います。カラメル色素の発がん性は、コーラの消費量が多いアメリカを中心に、世界のあちらこちらで、さかんに議論されています。世界保健機関（ＷＨＯ）の外部組織である「国際がん研究機関（International Agency for Research on Cancer：ＩＡＲＣ）」の資料を参考に、その発がん性について考えたいと思います。

まず、日本で「カラメル色素」と呼ばれているものには、実はもともと四種類があります。

発がん性が問題になっているのはそのうち二種類。もっと言えば、両者に共通している色素成分「４‐メチルイミダゾール（4-Methylimidazole：４‐ＭＥＩ）」が〝発がん性〟のウワサをまき散らしている張本人です。４‐ＭＥＩは主に、コーラ飲料などをカラメル色（要はこげ茶色）にするために使用されています。

さて、「四種類ある」と書いたカラメル色素について、簡単にまとめておきますね。

カラメル色素はさまざまな食品や飲料に含まれていますが、ＩＡＲＣの資料によれば、その使用量は、食品への使用が許可されている色素添加物の総重量の、実に九五パーセントを占めています。

「国際連合食糧農業機関（Food and Agriculture Organization of the United Nations：ＦＡＯ）」とＷＨＯの「合同食品添加物専門家会議（FAO/WHO Joint Expert Committee on Food Additives：ＪＥＣＦＡ）」と「欧州食品安全機関（European Food Safety Authority：ＥＦＳＡ）」は、カラメル色素をクラスⅠ〜Ⅳの四段階に分類しています。

カラメルⅠは、昔ながらの方法で、糖類を加熱して色素が作られます。

これに対してカラメルⅡ〜Ⅳは工場で、砂糖だけでなくアンモニウム化合物や亜硫酸化合物などの成分を加えて、高圧・高温下で化学反応を起こさせて、製造します。

カラメルⅡは、糖類と亜硫酸化合物を加熱して作られますが、アンモニウム化合物は使用していません。

カラメルⅢは、糖類とアンモニウム化合物を加熱して作られ、亜硫酸化合物は使われていません。

カラメルⅣは、糖類に亜硫酸化合物とアンモニウム化合物の両方を加え、加熱して作られます。

一口に「カラメル色素」といっても、このような違いがあるのです。

しかしながら冒頭でも触れたとおり、日本ではカラメルⅠのような自然色であっても、カラメルⅡ～Ⅳのような合成着色料であっても、「着色料（カラメル）」または「カラメル色素」と記載されているのです。そこに、表示上の区別はありません。

アメリカでも、安全な自然色から、発がん性が懸念されている人工着色料まで、カラメル色の飲食物に対して、すべて同じ「カラメル色」と記載しています。

実際はクラスⅠ～Ⅳの段階があるわけですから、少なくともクラスⅠの自然色は必須にして、各クラスの正確な記載を求める声が、もちろん学会にも消費者にもあります。

このような区別をしなくても、健康上、何も問題がないならいいのですが、そうもいきません。

砂糖とアンモニアの化学反応によって、天然では生成されない「４－メチルイミダゾール（４－ＭＥＩ）」が生成されることが報告されているのです。砂糖とアンモニアを高濃度、高温、かつ水分が多い状態で長時間反応させると、４－ＭＥＩの量は増加していきます。

この４－ＭＥＩは、食品添加物を始め、医薬品の原料や成分、写真および写真用の化学薬品、染料や顔料、農薬、ゴムなどに使用されています。

先にご説明しましたが、カラメルⅢとカラメルⅣは製造過程でアンモニウム化合物を加えています。

カラメルⅢは一般に、パンなどのベーカリー製品のほか、さまざまなソース類、スープ類、酢やビールなどに使われていて、アメリカのカラメル色素総使用量の二〇～二五パーセントを、欧州ではさらに多い約六〇パーセントを占めています。

カラメルⅣは清涼飲料やペットフード、スープなどに使用されていて、世界中で生産されるカラメル色素の約七〇パーセントを占めています。

ある調査では、カラメルⅢの色素を使用した四〇商業製品の４－ＭＥＩ濃度は五～一八四ミリグラム／キログラムで、ＪＥＣＦＡのガイドラインを満たしていました。ところが他の研究ではより高い濃度も報告され、最高値は四六二ミリグラム／キログラムとなっています。どれほどの影響があるのか、結論はまだ出ていない状況といえます。

カラメルⅣでは、ほとんどの場合において、より高い濃度の4－MEIが報告されています。カラメルⅣの色素を使用した九〇商業製品では、4－MEI濃度は一一二～一二七六ミリグラム／キログラムの範囲でした。

食事から摂取したカラメル色素が体外に排泄されるまでの期間、その人の体はカラメル色素にさらされている状態となります（これを「暴露」といいます）。

ヨーロッパ一一ヵ国での分析データによると、一～一〇歳の子どもが食事からカラメル色素を摂取した場合に推定される、暴露の中央値、つまり平均は、カラメルⅣが一日あたり四・三～四一ミリグラム／キログラム、カラメルⅢは三二～一〇五ミリグラム／キログラムでした。

また、さまざまな加工食品や飲料の4－MEI濃度を測定したところ、以下のような結果が出ています。

＊黒ビール　一・五八～二八・〇三ミリグラム／キログラム
＊コーヒー　〇・三～一・四五ミリグラム／キログラム

＊炭酸飲料　〇・三〜〇・三六ミリグラム／キログラム

別の調査結果では、最大レベルの4‐MEI濃度がウースターソース（最大三・四ミリグラム／キログラム）、および醤油で調理した食品（最大三・二ミリグラム／キログラム）で報告されました。

なお、JECFAとEFSAによる基準では、カラメルⅢとカラメルⅣに含まれる4‐MEI濃度の最大レベルは、二五〇ミリグラム／キログラム以下に制限されるべき、とされています。

「コーラ」の発がん性

アメリカでは、コーラ飲料など、カラメル色素を使用した清涼飲料水が、ほんとうに多く売られています。カリフォルニア州では清涼飲料水の4‐MEI濃度のレベルを、一缶もしくは一ボトルあたり〇・〇二九ミリグラムまでとし、それ以上の場合は、発がん性への警告の表示を、法律で義務づけました。なぜなら、それ以上の4‐MEIを摂取すると、一〇万人に一人が、がんを発症する可能性があることがわかっているからです。

ちなみに、二〇一二年の「公益科学センター（Center for Science in the Public Interest：CSPI）」の調べによりますと、コカ・コーラの4－MEI含有量のレベルは、国や地域によってずいぶん違います。

アメリカ・カリフォルニア州のコカ・コーラの4－MEI含有量は〇・〇〇四ミリグラムでした。それに対して、日本のコカ・コーラは、三五五ミリリットルあたり4－MEIが〇・〇七二ミリグラムで、およそ一八倍もの含有量でした。

調査の中で、もっとも多い国は、ブラジルの〇・二六七ミリグラムです。すごい差がありますね。

今のところ、4－MEIは私たち人間に対する発がん性が証明されたわけではありませんが、動物実験では、すでに十分な証拠があります。事実、IARCは、4－MEIを「人間にとって発がんの恐れがある」（グループ2B）に分類しています。

今後、消費者が安全を考慮して選びやすいように、カラメル色素の種類、四種類のうちどれなのかという記載は、必要だと思います。

といいつつも、そもそも、やはりコーラの飲みすぎには注意しましょう。

初出・出典：ロバスト・ヘルス「大西睦子の健康論文ピックアップ」（二〇一四年四月一七日「カラメル色素に発がん性？」）

脂肪と満腹感

さて、続いては、よく見かける表示「果糖ブドウ糖液糖」です。

なんとなく、化学物質ではなく、自然な物質であるかのような印象のネーミングですが、いいえ、これも甘味料ですから注意が必要なのです。

天然甘味料の「高フルクトース・コーンシロップ」＝「異性化糖」は、まぎれもなく「天然」の糖なのですが、アメリカでは、これが肥満の原因として大問題になっています。

日本ではまだほとんど問題になっていませんが、こちらも、清涼飲料水や一部のノンアルコールビールなどによく使用されています。

この異性化糖が、「ブドウ糖果糖液糖」や「果糖ブドウ糖液糖」などと呼ばれるものです。

糖のうちの果糖の割合が五〇パーセント未満のものは「ブドウ糖果糖液糖」、果糖の割合が五〇パーセント以上、九〇パーセント未満のものは「果糖ブドウ糖液糖」といいます。

ちょっとややこしいですが、ふつうの砂糖（グラニュー糖や上白糖《じょうはくとう》）は、ブドウ糖と果糖の二糖類が結合したものですが、この異性化糖というのも、単糖類のブドウ糖と果糖の混合液です。

ブドウ糖と果糖は、体への作用や処理の仕方がまったく違うのです。

ブドウ糖の場合、飲めば血液に入っていって血糖値が上がるという代謝のしかたになりますが、果糖の場合は、飲んでも直接には血糖値は上がりません。肝臓までいって代謝されるので、代謝されずに余った果糖で、脂肪肝になりやすいのです。

つまり、血糖値は上がらないけれど、肝臓に影響を及ぼして、内臓脂肪になる。というわけで、清涼飲料水に使われている異性化糖は、一気に果糖を摂取することになりますので、脂肪がつきやすく**太る**という注意が必要なのです。

さらに、果糖を摂った場合、悩ましいことに、ブドウ糖に比べて満腹感を覚えません。清涼飲料水を飲みながら、ついお菓子やアイスクリームを食べたりする人も多いのではないでしょうか。これでは**太る**のも当たり前ですよね。

そうした違いを自覚して、消費者も糖分を選ばないといけないのです。

なぜ人工甘味料が普及したのか

いきなり大きな話になりますが、人類の歴史は、糖を獲得するための戦いの歴史でもありました。

古来、人類は、さとうきびをどんどん作ってきました。そうして現代にまで至るわけですが、しかしそこで、一九五〇年代にキューバ革命が起きて、アメリカではキューバから砂糖が輸入できなくなるという違う意味での〝キューバ危機〟が訪れます。そして、砂糖が不足したアメリカでは、砂糖の代わりに異性化糖が作られるようになったというわけなのです。

ブドウ糖と果糖の混合液である異性化糖は、とうもろこしなどのでんぷんを酵素処理して生産されます。このため、「高フルクトース・コーンシロップ」とも呼ばれます。

実は、この方法は日本人が発明したんですよ。「シロップ」という名のとおり液体なので、ドリンクだけでなく、食品にも簡単に混ぜることができるのです。

この製法が一九七〇年代にアメリカに導入され、政府はとうもろこしの栽培に助成金を支給し、生産を後押ししました。そして、さまざまなドリンクに使われるようになり、異性化糖入りドリンクの供給が、どっと増えることとなったのです。

今では遺伝子組み換え技術の発達によって、とうもろこしを安く大量に生産できるようになりましたから、ますます異性化糖入りのドリンクが作られています。それでアメリカ人の肥満が社会問題となり、大統領夫人であるミシェル・オバマ氏が、異性化糖を使った清涼飲料水の排除運動をするまでの事態になってしまっているのです。

ともあれ、いろいろな問題がある人工甘味料や異性化糖ですが、ドリンクの「成分分析表」にはちゃんと書かれていますから、飲む前に、容器の裏側を見てみてください。

「カロリーゼロ」をウリにしている、ノンアルコールの「ビールテイスト飲料」も、アセスルファムカリウムなどの甘味料が含まれている場合が多くあります。また、たしかに摂取カロリーは低いのですが、果糖ブドウ糖液糖などの異性化糖を使用しているものもあります。アルコールを断っているはずが、ビールテイスト飲料の依存症になって、甘いものを食べたくなり、脂肪がつきやすくなる……まさに**かえって太る**ことになりかねません。

第七章　「糖質オフ」「糖質ゼロ」のお酒は安全か？

ダイエットカクテルの秘密

「カロリーゼロ」飲料に含まれる人工甘味料の、あやしい正体についてはご理解いただけましたか。

さて、続いては、お酒の中でも、日本ではビール以外にもたくさん市場にあふれている、人工甘味料を使った〝太らないカクテル〟などについて、見ていきましょう。

お酒から摂取してしまうカロリーを少しでも下げようと、ダイエット飲料、つまり人工甘味料を使用した飲料とアルコールを混ぜた「糖質ゼロカクテル」を、健康維持のために利用されている方もいるのではないでしょうか？

こうした「糖質ゼロ」飲料を飲めば、ふつうのカクテルを飲むよりは、たしかに摂取カロリーは下がるかもしれません。

でも、ダイエット飲料カクテルにも「問題」はあるのです。みなさんは、「糖質ゼロ」のお酒のアルコール吸収率について、考えたことはありますか？

高カロリーの酒は消化されにくい

〝すきっ腹に酒〟、つまり空腹の状態でお酒を飲むと、アルコールの吸収が速く、酔いやすい、という話はよく聞きますよね。

二〇年以上前の研究で、アルコールを流動食、もしくは固形食とともに摂取した場合、前者のほうがアルコールが速く吸収され、後者のほうはゆっくり吸収される、と報告されました。

つまり、胃で消化された液体の内容物が排出される速度が、アルコールの吸収の速さを決める主な要因と考えられているのです。

参考文献：Horowitz, M., et al., Relationships between gastric emptying of solid and caloric liquid meals and alcohol absorption., *American Journal of Physiology*, 1989, 257(2 Pt 1), 291-298.

実は、胃の内容物の排出速度は、吸収される熱量、つまり、カロリーによっても調節されているのです。

アメリカの「ジョンズ・ホプキンス大学（Johns Hopkins University）」医学部の研究者らは、生理食塩水（〇・九パーセントの食塩水）と、濃度の異なる三つの砂糖水（〇・〇五グラム／ミリリットル、〇・一二五グラム／ミリリットル、〇・二五グラム／ミリリットル）のブドウ糖が、それぞれどのように胃から排出されるのかを調べました。

生理食塩水の場合、急速に胃が空になりましたが、砂糖水では、どの濃度の場合も、胃を満たした後、ブドウ糖の排出速度がゆっくりになり、一分間にブドウ糖の二・一三キロカロリー分の砂糖水が、十二指腸に送り出されることがわかりました。

つまり、摂取する砂糖の濃度が高いほど、胃が空になるまでに時間がかかることになります。

参考文献：Brener, W., et al., Regulation of the gastric emptying of glucose., *Gastroenterology*, 1983, 85(1), 76-82.

酔い方が激しい「カロリーオフ」

ここで、「ふつうの糖入りウォッカカクテル」と「ダイエットウォッカカクテル」を比べてみましょう。

ふつうのブドウ糖の代わりに、ダイエットカクテル、つまり人工甘味料を加えた場合どうなるのでしょうか？

オーストラリアの「アデレード大学（University of Adelaide）医学部」「ロイヤルアデレード病院（Royal Adelaide Hospital）」の研究者が、人工甘味料を使用した飲料とアルコールを混ぜたカクテルは、ふつうの糖入りのものよりも速く胃を通過し、血中エタノール濃度を高くすると報告しています。

研究者らは、平均年齢二四・九歳の健康な男性八人（BMI値平均二三・四）の対象者に対し、

＊糖入りウォッカカクテル：オレンジ風味の糖入り飲料＋ウォッカのカクテル（六〇〇

ミリリットル中にエタノール三〇グラム、炭水化物六五グラムを含む。計四七八キロカロリー）

＊ダイエットウォッカカクテル：オレンジ風味の人工甘味料（アスパルテームとアセスルファムカリウム）入りの、ダイエット飲料＋ウォッカのカクテル（六〇〇ミリリットル中にエタノール三〇グラム、炭水化物二・六グラムを含む。計二二五キロカロリー）

の二種類を、ランダムな順番で摂取するように振り分けました。

そしてそれぞれのカクテルを摂取した対象者について、胃からアルコールが排出される能力（速度）を調べたのです。

超音波検査で胃の中の五〇パーセントの排出能力を測定すると、ダイエットウォッカカクテルが平均で二一・一分、糖入りウォッカカクテルは平均で三六・三分かかりました。

また、飲酒から一八〇分後までの間では、ダイエットウォッカカクテルを飲んだときのほうが、糖入りウォッカカクテルを飲んだときよりもアルコールの血中濃度が高くなりました。

さらに、ピーク血中アルコール濃度も、糖入りウォッカカクテルよりもダイエットウォッカカクテルのほうが高くなりました。

つまり、ダイエットカクテルは酔っ払いやすいということなのです。

参考文献：Wu, K.L., et al., Artificially sweetened versus regular mixers increase gastric emptying and alcohol absorption., *American Journal of Medicine*, 2006, 119(9), 802-804.

悪酔いや飲酒事故にも

さらに、アメリカの「ノーザンケンタッキー大学（Northern Kentucky University）」の研究者らは、男女一六人の機会飲酒者（日常生活でだらだらと飲むわけではなく、宴会など、機会があるときだけ飲酒する人）を対象に、ダイエットウォッカカクテルと、糖入りウォッカカクテルを飲酒した後の、呼気中アルコール濃度を調査しました。

その結果、男女とも呼気中アルコール濃度は、糖入りウォッカカクテルを飲んだときよりダイエットウォッカカクテルを飲んだときのほうが、平均で一八パーセントも上昇したのです。

参考文献：Marczinski, C.A., Stamates, A.L., Artificial sweeteners versus regular mixers increase breath alcohol concentrations in male and female social drinkers., *Alcoholism: Clinical and Experimental Research*, 2013, 37(4), 696-702.

これらの報告を総合すると、ダイエット飲料入りのカクテルは、糖を含まないため（つまりブドウ糖を分解する時間がかからないため）、アルコールの吸収が速くなることがわかります。すると、血中濃度、および呼気中のアルコール濃度が上昇するわけです。

アルコールの血中濃度が高くなると、当然、危険です。

「てっとり早く酔っ払えておトクじゃないか」などと軽く考えていると、悪酔いもしますし、それどころか、いろいろなお酒の事故にもつながります。特に空腹時にダイエットカクテルを飲む場合、注意が必要です。

初出・出典：日経トレンディネット：連載「医学博士　大西睦子のそれって本当？　食・医療・健康のナゾ」（二〇一四年二月二一日「ダイエット飲料入りカクテルってアブナイ!?」）

第八章　アルコールとのつき合い方

「糖質ゼロ」「糖質オフ」のお酒の、まだまだ知られていないリスクについて、少しでもご理解いただけたでしょうか？

ではこの章では、実は健康にとってはアルコールに含まれる炭水化物より重要な、アルコールの体への作用についてのお話をしましょう。

適量のお酒ってどの程度？

「適度の飲酒は健康に良い」「酒は百薬の長」……そんな話をどこかで聞いたことがあると思います。これらは、かなりよく知られた通説となっていますよね。

でも「適度」って具体的にどのくらいでしょうか？

前述の、飲酒と健康についての研究の基準となる「基準飲酒量」「ドリンク」という表示を思い出してください。

まず、日本における適度な飲酒の定義とはどのくらいでしょうか。

厚生労働省が推進する「21世紀における国民健康づくり運動」、いわゆる「健康日本21」では、適度な飲酒の目安として一日平均のアルコール量を一単位（日本の）約二〇グラムとしています。

具体的には、以下のとおりです。

＊ビール・発泡酒（アルコール五パーセント）　中ビン・ロング缶一本（五〇〇ミリリットル）
＊日本酒（アルコール一五パーセント）　一合弱（一七〇ミリリットル）
＊焼酎（アルコール二五パーセント）　〇・六合（一〇〇ミリリットル）
＊ウイスキーやブランデー（アルコール四三パーセント）　ダブル一杯（六〇ミリリットル）
＊ワイン（アルコール一四パーセント）　グラス一・五杯（一八〇ミリリットル）

前述しましたが、適量の飲酒のガイドラインは各国で多少異なり、アメリカでの許容量、つまり適量は、女性なら一四グラム（アメリカの一ドリンク）、男性で二八グラム（アメリカの二ドリンク）までとなっています。

また、アメリカでは、適度な量のアルコールなら、アルコールの種類を問わず、健康上、同じメリットを得られるとされています。

アルコールの本当の作用

では、アルコールの健康上のメリットとは何でしょうか。

急性の効果としては、アルコールは脳の活動を抑制します。この作用は、その程度によって、薬とも毒ともなりえます。

まだたいして飲んでいるわけではなく、アルコールの血中濃度が低いうちから抑制されてくるのが、脳の中でも主に理性を司っている大脳新皮質です。

相対的に、本能や感情を司っている大脳辺縁系の働きが活発になるので、なにやら楽しくなりますし、リラックスできるということになります。

タガが外れるという感じで、ふだんはいいにくいことがいえたりするという効用もあるでしょう。酔った勢い、というアレですね。

また、血管が広がって、末梢の血液の循環もよくなります。体がぽかぽかとしてくるのがわかりますよね。

ただし、楽しいと感じていられるアルコールの血中濃度は狭い範囲です。あっという間に「適量」をオーバーして、タガが外れすぎて気が大きくなったり、怒りっぽくなったりしてきます。

これを自覚した時点で飲むのをやめられればよいのですが、残念ながら、飲むのをやめようと自制する大脳新皮質はすでに麻痺している場合が多いのです。

この後は、飲めば飲むほど抑制される脳の作用の領域が広がって、酩酊、泥酔、昏睡と進み、飲み慣れていない人であれば、下手をすると急性アルコール中毒で死にも至ります。

死なずに済んだとしても、頭痛や嘔吐、下痢などを伴って、翌日は大変な二日酔いに襲われます。これはみなさんも、よくよくご承知のことと思いますが。

初出・出典：「ロハス・メディカル」（二〇一〇年八月号「毒か薬か　アルコール」）

認知症予防は事実か

急に飲むのではなく、毎日、飲み続けている人の場合はどうでしょうか。

健康への慢性的な効果としては、たとえば、適量を守って上手に飲めば、認知症を予防する効果があると示されています。

実際、ハーバード大学の研究者らも、適量の飲酒は、認知症のリスクが下がるという報告をしています。

具体的な研究結果をご紹介しましょう。アルコールをまったく飲まない人、週に一～六ドリンク飲む人、週に七～一三ドリンク飲む人、週に一四ドリンク以上飲む人を比較してみますと、週に一～六ドリンク飲む人が、もっとも認知症のリスクが下がりました。

参考文献：Mukamal, K.J., Kuller, L.H., Fitzpatrick, A.L., et al., Prospective study of alcohol consumption and risk of dementia in older adults., *The Journal of the American Medical Association*, 2003, 289(11), 1405-1413.

つまり、適度なアルコール摂取は、認知症を予防しますが、大量に飲酒する人においては、認知機能障害のリスクが高くなり、まったく飲酒しない人もまた、認知症の発生リスクが高くなってしまう、ということです。

適量の飲酒による健康上の効果としては、他にも、心血管疾患の予防があるともされています。末梢の血液循環がよくなりますからね。

酒とタバコのメカニズム

そうした一方で飲酒は、アルコールが通過する体内の部位、すなわち口腔《こうくう》、咽頭、食道などのがんや、アルコールを分解する臓器である肝臓のがん、他にも乳がん、大腸がんなどのリスクを上げるといわれています。

どうしてアルコールががんの原因になるかは、まだ完全にはわかっていませんが、アメリカの国立がん研究所（National Cancer Institute：ＮＣＩ）の情報によると、以下の原因が考えられています。

ひとつは、発がん性が疑われている、アルコールの代謝産物であるアセトアルデヒドの作用です。アセトアルデヒドは、DNAやタンパク質に損傷を与える可能性があります。また、アルコール摂取により、ビタミンA、B、Cなどの様々な栄養素の分解や吸収が損なわれること、エストロゲンのようなホルモンへの作用などの原因も考えられています。

また、アルコールとタバコの組み合わせには、がんのリスクをより高めることが明らかになっています。疫学研究の結果、アルコールとタバコの両方を使用する人は、口腔や喉頭、咽頭、食道などのがんの発症のリスクが、タバコやアルコールのいずれかのみを利用している人よりも、ずっと高くなりました。

酒と乳がん

五万八千以上の乳がん症例を含む五三の研究をまとめた解析では、酒の主成分であるアルコール、エタノールの摂取量が一日一〇グラム増加するたびに、乳がんのリスクが七パーセント増加しました。

また、エタノールを摂取しない、つまり飲酒しない人に比べて、一日アルコールを三五〜四四グラム飲む人は、乳がんになるリスクが一・三倍高まり、毎日四五グラム（約三ドリンク）以上飲む人は、飲まない人に比べて、乳がんの発生リスクは一・五倍となりました。

参考文献：Hamajima N, Hirose K, Tajima K, et al. Alcohol, tobacco and breast cancer — collaborative reanalysis of individual data from 53 epidemiological studies, including 58,515 women with breast cancer and 95,067 women without the disease. British Journal of Cancer 2002;87（11）:1234-1245.

ところで、日本女性についての疫学研究においては、乳がんとアルコールの関係は、まだはっきりしていません。

とはいっても、最近は飲酒をされる女性も増えていますし、リスクが指摘されている以上は注意が必要でしょう。

なぜアルコールが乳がんのリスクを高めるのか、原因は不明ですが、アルコールのエストロゲン、いわゆる女性ホルモンへの作用が影響しているらしいと考えられています。

大腸と肝臓

五七の研究をまとめた解析では、酒の主成分であるアルコール摂取量が一日一〇グラム増加するたびに、大腸がんのリスクが七パーセント増加しました。また、飲酒しない人や機会飲酒の人に比べて、一日アルコールを五〇グラム（約三・五ドリンク）飲む人は、大腸がんになるリスクが一・五倍高まりました。

参考文献：Fedirko V, Tramacere I, Bagnardi V, et al. Alcohol drinking and colorectal cancer risk: an overall and dose-response meta-analysis of published studies. Annals of Oncology 2011;22 (9) :1958-1972.

さらに、日本人では欧米人よりも若干リスクが高めになるという残念な報告もあります。アルコールの代謝産物であるアセトアルデヒドの発がん性が報告されていますが、日本人の多くの人が、遺伝的にアセトアルデヒドを代謝する速度が遅いのが原因のひとつと考えられています。

参考文献：Mizoue T, Tanaka K, et al. Alcohol drinking and colorectal cancer risk: an evaluation based on a systematic review of epidemiologic evidence among the Japanese population. Japanese

Journal of Clinical Oncology 2006 ;36（9）:582-597.

次は肝臓です。

飲み過ぎが脂肪肝の原因になることは、よく知られていますよね。脂肪肝になっても飲み続けると、アルコール性肝炎になります。それでも飲み続けると肝硬変となり、そして肝がんへと進行することもあります。アルコールは、肝がんの独立したリスク因子です。

参考文献：Grewal P, Viswanathen VA. Liver cancer and alcohol. Clinics in Liver Disease 2012;16（4）:839-850.

これまでの日本人の肝がんの原因ほとんどは、肝炎ウイルスの慢性感染が原因でした。ただし、生活習慣の変化により、今後はアルコール性の肝がんにも注意が必要です。

葉酸（ビタミンB_9）不足

アルコールを飲むと、ビタミンB群の一種である葉酸が不足します。

葉酸が欠乏すると、大腸がんや乳がんのリスクが増加するという報告もあります。アルコールをよく飲む人は葉酸が不足しがちなので、食事で補う必要があります。

成人が一日に必要とする葉酸の摂取量は、〇・二ミリグラムとされています。

定期的にアルコールを飲む人は葉酸を積極的に摂取する必要があるわけですが、これはサプリメントなどではなく、食事から摂取するのが理想的です。葉酸が含まれるのは、果物や野菜のほか、未精製の全粒《ぜんりゅう》穀物（whole grains）、豆などです。葉酸の優れた供給源となる食品は数多くありますので、お酒が好きな人は気に留めておいてください。

また、妊娠の可能性があったり、妊娠したいと計画している女性にとっては、もっとたくさん、一日あたり〇・四ミリグラムの葉酸が必要になってきます。葉酸は、胎児の神経系や脳の発達に重要な役割を果たしているからです。

受精後、二～三週間目には、もう赤ちゃんの中枢神経ができ始めますので、妊婦にとって葉酸摂取のタイミングは非常に重要なのです。

ですので、妊娠を計画している段階で、女性の方は葉酸の摂取を心がけてください。

ただ、葉酸を過剰に摂取すると、不眠や嘔吐感、むくみなどの不調が現れてしまいます。サプリメントよりも食品から自然に葉酸を摂取することをお勧めするのは、この過剰摂取のリスクを避けるためです。

もっとも、現段階では、典型的なマルチビタミンのサプリメントに含まれる程度の葉酸の量であれば、先にあげたような害は引き起こさないと考えられています。

体質的に飲んではいけない人

最初にご紹介しましたが、適量を守って上手に飲めば、たしかに飲酒は、心血管疾患の予防効果があるともされています。

ただし、飲みすぎは、がんの発生リスクを高めるなど、明らかに健康に害となりますし、使用障害に陥る可能性もありますので、くれぐれも注意してくださいね。

また、適量でも、アルコールを飲むべきではない人もいます。

断っておきますが、アルコールの利点のために、わざわざ飲酒を始める必要はありません。

特に、日本人は欧米人に比べ、遺伝的にアルコールに弱い人が多いことが指摘されているのです。心血管疾患や認知症の予防には、なにも飲酒で対応しなくても、適度な運動や健康的な食事、つまり質のいい炭水化物を摂って、ヘルシーなオイルを使うなど、別の方法がたくさんあるのですから。

そして、やはり飲むのは避けたほうが賢明なのが、ふだんから飲みすぎている人です。いつもいつも飲んでいる人は、がん、心臓病、肝硬変やアルコール使用障害などのリスクが高まります。よく周囲からいわれていることでしょうが、アルコールを減らすか、やめるように努力しましょう。

次に、妊婦の方も飲まないほうがいいでしょう。胎児の発育が遅れてしまったり、器官形成不全などを引き起こしたりする可能性がありますので、アルコールは避けるべきですよね。

また、当然のことながら、アルコール使用障害を治療中の人は飲まないでください。それから、家族や親族にアルコール使用障害歴のある方、肝疾患の方、アルコールと相互作用がある薬、頭痛薬や消炎剤、降圧剤などを服用している方は、飲酒による健康効果よりリスクのほうが高まってしまいます。

以上、お酒は薬でも毒でもあるということでした。いい作用にしろ悪い作用にしろ、きちんと理解してお酒は嗜んでくださいね。

第九章　「低炭水化物ダイエット」はどこまで大丈夫なのか

激化したダイエット論争

すでに述べたように、残念ながら低炭水化物ビールの減量効果に関する科学的根拠はありません。

ただし、低炭水化物ダイエット（低糖質ダイエット、糖質制限ダイエット、アトキンスダイエット、ローカーボダイエットなどとも呼ばれていますね）に関しては、やはりアメリカでも、さまざまな研究者らが、従来の低脂肪ダイエットとの比較により、その減量効果について激しく議論しています。

ここでは、二〇一四年の新しい研究報告を参考に、そうした議論の最前線に参加してみましょう。

二〇一四年九月、アメリカでは「肥満解消のための減量」としての低炭水化物ダイエット論争が激化しました。

きっかけは、同年九月二日に「アメリカ内科学会誌（Annals of Internal Medicine：AIM）」で低炭水化物ダイエットを支持する研究報告が発表されたことでした。

しかも、翌九月三日には「アメリカ医師会雑誌（The Journal of the American Medical Association：ＪＡＭＡ）」で異なる研究報告が掲載されてしまったので、さあ大変。どちらの医学雑誌も、アメリカの学界では非常に評価が高く、影響力があります。というわけで、まずは両誌に掲載された研究結果を見ていきましょう。

ＡＩＭに掲載された研究は、アメリカ・ルイジアナ州「チューレーン大学医療センター公衆衛生熱帯医学大学院（Tulane University School of Public Health and Tropical Medicine）」のリディア・バッツァーノ（Lydia Bazzano）博士らによる、肥満の患者さんの体重と心血管リスク因子に対する、低炭水化物ダイエットの効果を調査したものです。

参考文献：Bazzano, L.A., Hu, T., Reynolds, K., et al., Effects of low-carbohydrate and low-fat diets: a randomized trial., *Annals of Internal Medicine*, 2014, 161(5), 309-318.

研究者らはまず、先に述べたように、低炭水化物ダイエットと低脂肪ダイエットを比較しました。

対象者は心血管疾患や糖尿病に罹患していない、肥満と診断された一四八人の成人男女（BMI値：三〇〜四五、平均年齢：四六・八歳、女性：八八パーセント）。

この対象者を低炭水化物ダイエット、低脂肪ダイエットのグループにわけました。

なお、これまでの低炭水化物ダイエットの研究では、対象者の黒人の割合が低かったため、人種によって結果が偏らないように、この調査では対象者の約半数が黒人、半数が白人になっています。

アジア人とヒスパニック系の対象者はほとんどいません。

ダイエットのグループ

一．低炭水化物ダイエット（七五人）：炭水化物を一日四〇グラム未満に制限

二．低脂肪ダイエット（七三人）：総摂取エネルギーの三〇パーセント未満の脂肪（飽和脂肪酸七パーセント未満）、五五パーセントの炭水化物に制限

両グループの対象者とも、研究期間中に定期的に食事カウンセリングを受け、身体活動のレベルは変更しないように指示されました。

どちらもカロリー制限はしていません。また、体重、心血管リスク因子、食事内容などのデータは、ダイエット開始前（ベースライン）、三ヵ月目、六ヵ月目、一二ヵ月目に収集されたものを検証しました。

最終的に、低炭水化物ダイエットのグループのうち五九人（対象者の七九パーセント）、低脂肪ダイエットのグループのうち六〇人（対象者の八二パーセント）が、期間中のダイエットを完了しました。

ダイエット開始前のベースラインと一二ヵ月後のデータを比較すると、低炭水化物ダイエットのグループは、低脂肪ダイエットのグループよりも平均三・五キログラムの減量（脂肪量は平均一・五パーセント以上の減少、除脂肪体重〈筋肉〉は平均一・七パーセント以上の増加）、平均一四・一ミリグラム／デシリットルの中性脂肪低下、平均七・〇ミリグラム／デシリットルのHDL（善玉）コレステロール増加という調査結果が認められました。

血圧、総コレステロールおよびLDL（悪玉）コレステロールは、両グループともに、ほとんど変化はありませんでした。

それにもかかわらず、最終的に、低炭水化物ダイエットのほうは、今後一〇年以内に、心臓発作が起きる可能性を計算するフラミンガム・リスク・スコアを下げることができたのでした。

これによりバッツァーノ博士らは、低炭水化物ダイエットは、低脂肪ダイエットよりも減量、および心血管リスク因子の低減のために、より効果的と判断したのです。

過去数十年にわたり、「肥満解消のための減量」方法として、低脂肪ダイエットと低炭水化物ダイエットのはたしてどちらが有効なのかという激しい戦いを繰り広げてきたものが、この結果により、ついに決着！

低炭水化物ダイエットの勝利が確定したかのように、アメリカの多くのメディアで報道されたのです。

ところが、そんな感動もつかの間……翌日のＪＡＭＡの報告は、それを覆すものだったのでした。

どっちも同じ説

ＪＡＭＡの報告は、カナダのグループとアメリカ・スタンフォード大学などの研究者らの研究結果に基づきます。

調査対象は、一般的な四八種類の減量ダイエットに参加した合計七二八六人です。その人たちの臨床試験結果を調査して、各ダイエットを実行した人について、六ヵ月後と一二ヵ月後に経過観察をし、それぞれのダイエット方法による体重やBMI値の変化、影響をメタ解析、つまり、複数の臨床研究のデータを収集・統合し、統計的方法で解析しました。

どの減量ダイエットの参加者も、対象者はBMI値が二五以上の過体重、あるいは肥満と診断された人です。

ここで主なダイエットの種類と結果を報告しますが、それぞれのダイエットの詳細については省きます。要するに、低炭水化物ダイエットか、運動も含めた栄養制限ダイエットか、低脂肪ダイエットか、という分類です。

ダイエットのグループ

一．低炭水化物ダイエット：アトキンスダイエット、サウスビーチダイエット、ゾーンダイエットなど（カロリー配分：炭水化物四〇パーセント以下、タンパク質約三〇パーセント、脂質三〇〜五五パーセント）

二．適度な三大栄養素の摂取と運動などの生活習慣の改善によるダイエット：ビッグゲストルーザーダイエット、ジェニー・クレイグダイエット、ニュートリシステムダイエット、ウエイトウォッチャーズなど（カロリー配分：炭水化物五五〜六〇パーセント、タンパク質約一五パーセント、脂質二一〜三〇パーセント以下）

三．低脂肪ダイエット：オーニッシュスペクトラム、ローズマリー・コンリー法など（カロリー配分：炭水化物約六〇パーセント、タンパク質一〇〜一五パーセント、脂質二〇パーセント以下）

さてさて、減量効果の結果を見ると、低炭水化物ダイエットのグループは六ヵ月後に八・七三キログラム、一二ヵ月後に七・二五キログラムの減量に成功していました。低脂肪ダイエットのグループは、六ヵ月後に七・九九キログラム、一二ヵ月後に七・二七キログラムの減量を達成していました。

それぞれのグループ内で、ダイエット方法による違いは最小限でした。

たとえば、低炭水化物ダイエットグループの場合、六ヵ月後のアトキンスダイエットとゾーンダイエットを比較すると、減量結果の差は一・七一キログラムになっていました。アトキンスダイエットのほうが極端な低炭水化物ダイエットといわれていますが、結果は二キログラム弱です（七・二五キログラム平均の体重減のなかで一・七一キログラムの差は大きい、とお叱りを受けそうですが、この研究者たちによれば、対象者の体重はみなおよそ九〇キログラムということで、まあ誤差の範囲内としています）。

さらに行動的サポート（たとえば、カウンセリングや、グループでの支援など）の減量への影響は、六ヵ月のフォローアップでマイナス三・二三キログラム、一二ヵ月のフォローアップでマイナス一・〇八キログラムとなりました。意外にといいますか、短期間でより効果が出るようですね。

そして、運動の与える影響は、それぞれマイナス〇・六四キログラム、マイナス二・一三キログラムの効果をもたらしています。

つまりどんなダイエットでも、行動的サポートや運動が減量には重要だということです。行動的サポートは、最初の三ヵ月間では、特に有効でした。生活習慣全体を監視するような周囲からの指導がないと、なかなかダイエットは成功しない、ということでしょうか。

ともあれ、これらの結果から、研究では低炭水化物ダイエットと低脂肪ダイエットの減量に対する有意差は認められないということが明らかになりました。

同じグループ内の異なるダイエット法の減量効果の差も小さく、どんなダイエットでも肥満の患者さんが続けられる減量ダイエット法（それぞれの性格やライフスタイルに合った減量方法）を推奨することが重要であると、研究者たちは主張しています。

とはいえ、このＪＡＭＡの報告で評価したダイエットは、参加者がそもそもカロリー制限をしており、体重減少が低炭水化物ダイエットによるものか、低脂肪ダイエットによるものか、それとも全体のカロリー制限によるものかを特定できないという批判が出ています。

また、メタ解析では、失われた体重が筋肉（除脂肪体重）なのか、脂肪なのかが不明とも指摘されています。

いずれにせよ現状では、それぞれの手法による明確な違いは出しにくく、はたして「勝者」はだれなのか、減量のためのダイエット論争は、さらに続くことが予想されます。

参考文献：Johnston BC, Kanters S,et al. Comparison of weight loss among named diet programs in overweight and obese adults: a meta-analysis. The Journal of the American Medical Association. 2014;312（9）:923-933.

どこまで制限すべきか

ところで、そもそも低炭水化物ダイエット、または低脂肪ダイエットとは、何を指しているのでしょう？

「当たり前のことを聞くな」とお叱りを受けそうですが、実は、この区別に公式な定義はなく、現在の公的機関が推奨する基準の摂取量以下に炭水化物を制限するのを低炭水化物ダイエット、同じく基準の摂取量以下に脂肪を制限するのを低脂肪ダイエットと呼んでいるにすぎないのです。

ちなみに、アメリカ農務省（United States Department of Agriculture：ＵＳＤＡ）の推奨する三大栄養素のバランスは、炭水化物四五〜六五パーセント、脂肪二〇〜三五パーセント、タンパク質一〇〜三五パーセントとなっています。

先に紹介したアメリカ内科学会誌「ＡＩＭ」の研究では、低炭水化物ダイエットにおける一日の炭水化物摂取量は四〇グラム未満に設定されていました。

ちなみに、ご飯一膳（約一四〇グラム）に含まれる炭水化物量は、約四二グラム、八枚切りスライスの食パン一枚、約五〇グラムに含まれる炭水化物量は、約二三グラムとされています。

つまり、一日にご飯一膳、食パンなら二枚を食べてしまったらもうアウト、という厳しいものになりますね。

低炭水化物ダイエットの種類は、二〇〇八年の栄養と代謝にまつわるアクーソ(Accurso)博士らの報告によると、炭水化物の摂取量では、以下のように分類されていました。

一日の炭水化物摂取量目安

＊適度な炭水化物：一三〇～二二五グラム
＊低炭水化物：一三〇グラム以下
＊超低炭水化物：三〇グラム以下

参考文献：Accurso, A., Bernstein, R.K., Dahlqvist, A., et al., Dietary carbohydrate restriction in type 2 diabetes mellitus and metabolic syndrome: time for a critical appraisal., *Nutrition & Metabolism*, 2008, 5(9).

リバウンドの証拠

ここでＡＩＭの低炭水化物ダイエットを現実的に検証してみましょう。

「アメリカ国民健康栄養調査」によると、平均的なアメリカ人の炭水化物の摂取量は、男性で約二九六グラム、女性なら約二二四グラムです。

日本人のデータを見てみましょう。二〇一二年の「国民健康・栄養調査」によると、平均的炭水化物の摂取量は、二〇歳以上の男性で二九〇・八グラム、女性では二三七・七グラムでした。

こうしたデータを見ても、一日四〇グラム未満というＡＩＭの低炭水化物ダイエットを生涯続けるのは、現実的には非常に厳しいと考えられますよね。

実際、先にご紹介した低炭水化物ダイエット調査の対象者たちも、一年後には一日の炭水化物摂取量四〇グラム未満という基準は守れておらず、三ヵ月後で平均九七グラム、六ヵ月後で平均九三グラム、一年後には平均一二七グラムの炭水化物を摂取して、どんどん「リバウンド」していたのでした。

それでも体重が減るのは、低炭水化物ダイエットは、タンパク質を多く摂取するように努めているからでしょう。タンパク質は脂肪および炭水化物よりも強い満腹効果を誘発するので、摂取する総カロリーが減ると考えられています。

このＡＩＭの調査でも、低炭水化物ダイエットのグループ（ベースライン：開始時で一九九八キロカロリー、三ヵ月後に一二五八キロカロリー、六ヵ月後には一三二四キロカロリー、一年後では一四四八キロカロリー）は、摂取カロリーが、低脂肪ダイエット（ベースライン：開始時で二〇三四キロカロリー、三ヵ月後に一四一八キロカロリー、六ヵ月後には一四八一キロカロリー、一年後では一五二七キロカロリー）より少なめとなりました。

とはいえ、たとえ短期間の低炭水化物ダイエットで減量に成功しても、その後にはどんどん摂取量が増加してしまい、リバウンドが問題になるでしょう。

基準値よりも食品が大事

一方でＡＩＭの低脂肪ダイエットの基準は、総摂取エネルギーの三〇パーセント未満の脂肪という定義でしたが、この数字はアメリカ人の平均的な一日の脂肪摂取量をわずかに下回る程度です。

つまりＡＩＭの低脂肪ダイエットは、実際には低炭水化物のそれと比べて、極端な低脂肪にはなっていないということなのです。

もうひとつ、ＡＩＭの研究で疑問視されるのは、摂取する炭水化物の詳細が不明なこと。ドーナツ、ソーダ、フライドポテトなど、精製された炭水化物、砂糖を使った加工食品から摂取する炭水化物と、全粒粉、果物、野菜、豆などの栄養価の高い食品から摂取する炭水化物では、ビタミン、ミネラル、フィトケミカル（植物性食品にそもそも含まれる化学物質）などの含有量もまるで違いますから、その栄養的な質が大いに異なってきます。

最近では低脂肪食品でも、加工度の高い食品の安全性が問題になっていますが、低炭水化物ダイエットにしても、低脂肪ダイエットにしても、ただ基準をクリアすればいい、というわけではなく、どんな食品から炭水化物や脂肪を摂取したのかが問題になるわけです。

天然由来のものが人工化合物より望ましいことは、いうまでもありません。

このことは、ハーバード大学の研究者からＪＡＭＡに報告されています。

参考文献：Wang, D.D., Leung, C.W., Li, Y., et al., Trends in dietary quality among adults in the United States, 1999 through 2010., *JAMA Internal Medicine*, 2014, 174(10), 1587-1595.

格差社会と食

二〇〇〇年以降、アメリカ国内では、栄養に対する政策や食品の加工方法が変わりました。それが多くの人に、社会経済的な影響を与えている可能性が指摘されています。

ハーバード大学の研究者は、アメリカにおける国民の食生活の栄養の質に関する調査結果を報告しています。

二〇〜八五歳の二万九一二四人を対象にした、一九九九年から二〇一〇年までにわたる「アメリカ国民健康栄養調査」によると、アメリカでは、食物の品質が近年、着実に向上しており、特に、マーガリンなどに含まれる、過剰に摂取すると心血管疾患のリスクも高いトランス脂肪酸の摂取量が減少しているといいます。

ただし、アメリカ人の全体的な食事の質は、栄養学的には向上していませんでした。

この背景には、所得や教育の格差に根差した食事の質のギャップがあります。アメリカの格差社会は、日本の比にならないほど深刻ですから。

その差は一九九九年から二〇一〇年までの調査でも、拡大し続けています。

たとえば、社会経済的地位が高い人、要するに健康を気にかける経済的余裕のある人は、より多くの果実や全粒穀物（whole grains）、ナッツ、豆類、および多価不飽和脂肪酸を食べています。多価不飽和脂肪酸とは、つまりＤＨＡ（ドコサヘキサエン酸）やＥＰＡ（エイコサペンタエン酸）のことです。健康サプリとして知られていますよね。

また、砂糖入りの飲料をほとんど飲まなくなる食生活の習慣を持つ傾向もあります。ダイエットにも気を遣っているわけですね。

ところが、収入や教育水準の低い人たちは、生活環境のためにファストフードなどを利用する機会も多くなり、そのために野菜を食べずに赤身肉や加工肉を食べる傾向が強くなり、塩分の摂取量が増加してしまいがちなのです。

日本は、そこまで苛酷な格差社会に陥ってはいないと思いますが、それでも、子どもたちの食生活が不健康なものになっているという報告はあります。

そのような状況もあって、少しでも健康的な食生活を実現しようと、これからも低脂肪食ダイエット、低炭水化物ダイエット論争など「ダイエット戦争」は続くでしょう。

ただ、ひとついえることは、ファストフード、カロリーゼロ飲料や食品、低脂肪の加工食品を利用して炭水化物や脂肪の摂取を減らし、一時的に減量に成功したとしても、けっしてヘルシーではありません。

ダイエットの目的は、ヘルシーな食習慣を身につけ、それを自己コントロールできるようにして、理想的な体重を維持して生きていくことだと思います。

これからは、炭水化物や脂肪の量の比較だけではなく、質の良い本物の食品なのか、そうでない加工食品なのかといった点が、食生活においては、さらに重要視されると思います。

初出・出典：日経トレンディネット：連載「医学博士 大西睦子のそれって本当？ 食・医療・健康のナゾ」（二〇一五年一月九日「ダイエット戦争、二〇一五年の行方は？ 低炭水化物ダイエット論争とは？」）

第一〇章　炭水化物が悪モノって本当ですか？

炭水化物は悪モノか？

さてさて、炭水化物の制限が日本でも賞賛されていますが、みなさん、本当にそれでいいのでしょうか？

そういう選択は、炭水化物の私たちの体への役割をきちんと知った後にするべきでしょう。

実は、炭水化物は体にとって、けっして悪モノではありません。

体の運動機能をうまく働かせたいとき、もっとも効率の良いエネルギー源は、炭水化物なのです。

食事から摂取した炭水化物は消化され、ブドウ糖にまで分解されます。

ブドウ糖は、体のほとんどの細胞にとって、もっとも効率の良いメインのエネルギー源であり、不要な副産物＝燃焼カスも出ません。

ところが、エネルギー源としてタンパク質を使った場合にはアンモニアが、脂肪を使用した場合にはケトン体という副産物＝燃焼カスが出てしまうのです。

私たちの体は、これらの燃焼カスを処理するシステムを持ってはいます。

このうち、細胞内で生じた毒性の強いアンモニアは、グルタミンやアラニン（主に筋肉）に変換されて血中に入り、肝臓に運ばれ、肝臓で比較的無害な尿素に変換されます。

まさしく燃焼カスなわけです。

一方ケトン体も主に肝臓で作られますが、絶食時など、ブドウ糖が枯渇したときには、重要なエネルギー源となります。

しかしながら、過剰な摂取が問題で、ケトーシス（ケトン体が過剰に蓄積し、体内が酸性に傾く状態）などの恐れも出てくるわけです。

つまり夜中にラーメンを食べたり、テレビを観ながらピザを食べたりといった、取りすぎ傾向の炭水化物を減らす、という意味の低炭水化物ダイエットは大いに結構なのですが、糖質をゼロに近いくらいに減らして、脂肪とタンパク質から必要なカロリーを摂取するという行きすぎた低炭水化物ダイエットを続ければ、明らかに健康に悪影響があるわけです。

先に述べたように、脂肪とタンパク質の摂取でできた燃焼カスが、体内で処理できなくなり、健康に害をおよぼしますし、「炭水化物さえ避けていればたくさん食べても太らない」

という誤った考えまで刷り込まれる恐れもありますから。

炭水化物の運命は人それぞれ

では、悪モノでない炭水化物を摂取して、効率の良いエネルギー源、ブドウ糖にして、太らないようにするには、どうしたらいいのでしょう?

実はこれ、本当に使いようなのです。

糖尿病傾向の方や、その近親者はよくご存じのことと思いますが、食事にともない、血液中の糖の濃度=血糖値が上がると、インスリンがすい臓から分泌されて、血液から余分なブドウ糖を除こうとします(血糖値を下げようとする)。

この際、インスリンが作用すると、ブドウ糖はグリコーゲンに変わり、肝臓や筋肉に蓄えられます。

こうして血液中からブドウ糖が除かれ、血糖値が下がるのです。グリコーゲンは、必要なときに、すぐ分解されてエネルギーになる物質です。運動をすると、グリコーゲンが分解されて糖になり、エネルギー源として使われるようになるわけです。

だから、運動前に炭水化物(糖質)を十分に摂って、筋肉の燃料であるグリコーゲンを増やしておくことは重要なのです。

たとえば筋肉トレーニングをするにも、筋肉中のグリコーゲンが少ないと、筋肉の成長が期待できなくなります。

また、運動直後に炭水化物を摂れば、速やかに筋肉のグリコーゲンが回復します。

アスリートが、運動の前後に炭水化物を摂ることはご存じかと思いますが、こういう作用があるからですね。

ただし、運動せずに炭水化物を食べすぎると、肝臓や筋肉に蓄えられるグリコーゲンには限度があるので(グリコーゲンの貯蔵庫が一杯になるということ)、インスリンは脂肪細胞に働きかけます。

そして、第六章にもご説明したように、最後に余ったブドウ糖は脂肪に変化して、脂肪細胞に体脂肪として溜め込まれるので、インスリンは「肥満ホルモン」と呼ばれているんですね。

要するに、炭水化物=ブドウ糖を筋力アップに利用できるか、利用できずに脂肪にしてしまうかは、私たちのライフスタイル次第なのです。

炭水化物を摂取する＝すぐに脂肪になるわけではなくて、それを使うか使わないかが問題ということ。

しかも、

「炭水化物がエネルギー化できない、つまり運動できないのなら、炭水化物を摂らなければいいんでしょ」

という、単純なことではないというのは、体内燃焼カス問題のところで書いたとおり。

「仕方ないじゃん、運動嫌いなんだから」

などと、短絡的にとらえるのはやめたほうがいいですよ。

摂取カロリーが足りなければ、何かで代用しようとするのが人間の脳で、それが脂肪とタンパク質になってしまえば、体内燃焼カスが増え、病気の原因にすらなりかねないわけなのですから。

初出・出典：日経トレンディネット：連載「医学博士 大西睦子のそれって本当？ 食・医療・健康のナゾ」（二〇一四年三月一三日「炭水化物って、本当に悪者なの？」）

第一一章　炭水化物制限より、人生において忘れてはならないこと

～ハーバードはいま、健康をどうとらえているか

筋肉が減っていく現象

さて、ここまでお酒、カロリーゼロ飲料、低炭水化物ダイエットをめぐる、アメリカ、および世界の学界の最新レポートをもとに考察してきましたが、最後に、私が学んだハーバード大学が、いま、もっとも重視している、人間が健康的な生活を送るために大切なことについて述べさせていただければと思います。

過激な炭水化物制限やカロリー制限をすれば、ある程度体重は落とせますが、体のシェイプ=良い体型を取り戻すためには、結局、余分な脂肪を減らし、筋肉をつけなければならないのです。

そのためには、当たり前のことではありますが、毎日の適度な運動とバランスの良い食事が一番大切です。

また、外見のためだけではなく、筋肉が減れば、体を動かしたり支えたりする機能が衰えて、生活の自立性を損ないます。

特に移動手段が発達し、駅に行けばエスカレーターやエレベーターもあるような、便利な現代社会では、自主的に動こうとしなければ体を動かす機会もなかなかないため、何気なく日常生活を送るだけでは、筋肉を維持するのは難しくなっています。

というわけで、ここでは、筋肉の重要性と老化の話をしましょう。

「サルコペニア」という言葉をお聞きになったことはありますか？

これは、高齢になるに伴い、筋肉の量が減少していく現象を指す言葉です。

「加齢に伴い筋肉が減るのはふつうじゃないか」と、みなさんは考えるかもしれませんが、この「サルコペニア」を見くびってはいけません。

「サルコペニア」は、二五〜三〇歳ごろから進行が始まり、生涯を通して加齢による衰え以上のスピードで筋肉の減少が続くものです。残念ながら、原因はまだ完全にはわかっていませんが、主に運動しないことや栄養不足などからくると考えられています。

さらに最近は、サルコペニアに肥満が加わった状態＝「サルコペニア肥満」の問題が注目されています。

特に四〇歳代からは筋肉組織の量と質の低下が顕著になってくるといわれ、以前の研究報告では四〇歳以降、一般的には一〇年代ごとに、八パーセント以上の筋肉を失い、この減少は、さらに七〇歳以降で加速するとされています。

衰えを防ぐために

たとえば、高齢化とともに、ひんぱんにつまずく、立ち上がるときに手をつくようになった、などの現象が見られる場合、「サルコペニア肥満」の症状が、かなり進行している場合があると考えられるといいます。

成人の筋萎縮と筋力低下にはかなりの個人差がありますが、これについては、それぞれのピークの筋肉量とそれまでの生活が関係していると考えられています。つまり、加齢とともに、自分の自覚を超えるスピードで筋力が衰えている場合は、「サルコペニア」の可能性が高いわけですね。

また、アメリカ「カリフォルニア大学ロサンゼルス校（University of California, Los Angeles：UCLA）」の研究者は、サルコペニアが、肥満であるかどうかに関係なく、糖代謝異常と強い相関関係があることを見出しました。

要するに、筋肉量が少ないことが、糖尿病の発症の早期予測因子（病気などになるリスクを増やす要因）であるということを示したのです。

加齢によるサルコペニアを予防するには、やはり運動です。

たとえば、レジスタンス・トレーニング（ダンベルや専用マシーンなどを使って、無理に筋肉を動かすのではなく、筋肉に一定の負荷をかけて筋力を鍛えるトレーニング）は、筋肉の量と強さを改善し、高齢者の生活の機能的自立と質の維持に有効です。無理に筋肉を動かして、腱を痛めるようなこともないので、推奨されています。

筋肉量が増えれば当然のこと、動きやすくなりますから、つまずきにくくなったり、立ち上がるのが楽になるだけでなく、日常生活もアクティブになりますよね。

筋肉は定期的に使い続けて維持しなければなりません。使わなければすぐに失われていきます。また、過度な食事制限で低栄養の状態だと、脂肪は減らせても筋肉はつきません。

運動＋適切な栄養のセットで、サルコペニアを予防していくことが、特に中高年層の方々にとっては、若さと健康の維持には不可欠になります。

参考文献：Preethi Srikanthan, Andrea L. Hevener, and Arun S. Karlamangla. Sarcopenia Exacerbates

Obesity-Associated Insulin Resistance and Dysglycemia: Findings from the National Health and Nutrition Examination Survey III. PLoS One. 2010; 5（5）

食事ばかり気にしてもダメ

スタンフォード大学医科大学院（Stanford University School of Medicine）の研究者たちは、もともと運動や食事の水準が低い人たちに、運動と同時に食事を改善した場合と、運動を改善する前や後に食事を変えた場合に、どのような変化が起こるか調査しました。

その答えは、もちろん「運動と食事の同時の改善」がもっとも有効だったのです。

でも、どうしても、同時には変えられない、という事情があるのでしたら、まず運動から始めてください。

食事から改善したグループは、身体活動の改善は認められませんでした。

食事の改善が先行すると、かえって身体活動の改善が困難になるようです。対照的に、運動から改善したグループは、食事の改善も認められました。

運動の改善が、野菜や果物の摂取を大幅に増やし、飽和脂肪酸の摂取もわずかながら減少しました。

運動をすることで、食生活にも節制が表れてくるわけですね。

サクセスフル・エイジング

ただ「痩せている」という見た目だけでなく、健康維持には筋肉が重要ですから、それを形成するための運動も、また筋肉維持のためだけでなく、老化に対するさまざまな予防効果を発揮するのです。

「サクセスフル・エイジング」という言葉は、年齢とともに自らが老いていくことを自覚し、「老い」を受け入れながら社会生活にうまく適応して、豊かな老後を迎える概念として知られています。

つまり、身体的・精神的健康と、身体機能的自立を維持した老化であり、慢性疾患にかかりにくく、さまざまな状況の変化に適応する柔軟性を保ち、できないことに直面しても、何とか乗り越えられるような老化のありかた、ということを意味します。

サクセスフル・エイジングの達成度は、当たり前ですが、個人差が大きいといわれているものの、その達成には必ず、定期的な運動が必要なのはだれしも同じなのです。

参考文献：King AC, Castro CM, et al. Behavioral impacts of sequentially versus simultaneously delivered dietary plus physical activity interventions: the CALM trial. Annals of Behavioral Medicine. 2013; 46（2）:157-168

テロメアにも影響する

「テロメア」という名前は聞いたことがありますか。

少し小難しい話になりますが、人間の生命を司るための営みとして、細胞が分裂するときは染色体を複製していくわけですが、その染色体の末端にあって、保護作用を担っているのがテロメアなのです。

この最大の特徴は、テロメアが細胞が分裂するたびに短くなり、一定の長さ以下になると細胞分裂そのものが止まってしまうこと。

ヒトの体の細胞が分裂できる回数には、実は五〇回程度と限界があるのですが、それを具体的に決めているのがテロメアなのです。

ですからテロメアは生まれたばかりの赤ちゃんのときが一番長くて、加齢に伴って短くなっていきます。

これまでの数々の研究で、テロメアの長さと長寿の関係が示されてきました。より長いテロメアは、低い肥満指数やバランスのとれた食事、身体活動など、健康的なライフスタイルと関連があることが報告されています。

細胞分裂にも、カロリーコントロールと健康維持が必要というわけですね。逆にいえば、無理なダイエットは老化を早めることが実証されているわけです。

定期的な身体活動、つまり体をふだんからよく動かすことは、心血管疾患、脳卒中、高血圧、糖尿病、骨粗鬆症《こつそしょうしょう》、肥満、大腸がん、乳がん、不安や抑うつなどのリスクを明らかに軽減することが示されています。

さらに、転倒による負傷のリスクも低減します。

私たち医師が参考にする診療ガイドラインでは、うつ病、不安障害、認知症、慢性的な痛み、うっ血性心不全、脳卒中、静脈血栓塞栓《そくせん》症、腰痛、便秘などの予防における、運動の効果と役割を明らかにしています。

そして、身体活動が認知障害を阻止または遅らせ、不眠などの睡眠障害を改善することも、複数の研究で証明されています。

一般的に、ダイエットの効果が目に見えて出てくるのは開始から二〜三ヵ月後とされているとおり、やはり健康維持には、日々の積み重ねが大切だということがわかります。一週間程度の極端なダイエットは、私たちハーバードの医師も、お勧めはできません。

とにかく、初めの基礎代謝率の向上がダイエットの成功の鍵になるので、続けられる習慣づけの工夫が必要ですね。

初出・出典：ロバスト・ヘルス「大西睦子の健康論文ピックアップ」（二〇一三年三月七日「長生きしたければ運動を！」、二〇一三年五月二日「食事対運動　どっちから改善すべき？」）
「日経トレンディネット：連載：「医学博士　大西睦子のそれって本当？　食・医療・健康のナゾ」（二〇一五年一月二六日「筋肉をつければ若く、健康に、そして認知症も予防できる？」）

ハーバード流食生活

さて、ここで、食事の質の話をしましょう。

私は、肥満大国といわれるアメリカでの生活を始めたとき、

「何を食べるべきなの？」

と正直戸惑いました。

そんなとき、自分の研究を通じて、「ハーバード公衆衛生大学院（Harvard T.H. Chan School of Public Health）」などが推進しているダイエットの情報を知り、

「なるほど、これはすごくシンプルでわかりやすい！」

と納得できたのです。

この情報を参考に、〝ハーバード流ダイエット〟のポイントを整理しましょう。

参考文献：What Should I Eat? The Nutrition Source : Harvard T.H. Chan School of Public Health

何をどれだけ

ここでは、三大栄養素（炭水化物、脂質、タンパク質）についてご説明します。

一．炭水化物：一番大切なのは、量より質

炭水化物は、私たちの体のエネルギー源で、生命維持に欠かせない栄養素です。多くの人は、いま、情報の洪水の中で、炭水化物に関して混乱しています。量を測定し、グラム数を制限する厳密な低炭水化物ダイエットより、質のよい炭水化物を摂取することが重要です。食事から炭水化物を抜いてしまうようなやり方は推奨できません。

質のいい炭水化物を摂るには、特に、全粒穀物（whole grains）、野菜、果物や豆類を取り入れてください。

全粒穀物とは、玄米、全粒小麦、雑穀など、未精製の穀物のことです。精製の過程で失われるビタミンやミネラル、食物繊維などの栄養素を豊富に含みます。

白米、砂糖、小麦粉など、精製された炭水化物は血糖値を急激に上げますが、食物繊維を含む炭水化物は、血糖値の上昇が緩やかで、急激なインスリンの分泌が抑えられ、満腹感が持続します。

さらに、総コレステロール、悪玉（ＬＤＬ）コレステロール、中性脂肪などを下げる働きもあります。全粒穀物の摂取によって、心臓病、２型糖尿病、肥満や大腸がんなどのリスクを減らすことが報告されています。

食物繊維を誤解していませんか？

食物繊維は、体が消化できない炭水化物の一種です。でも消化されない食物繊維が、どうして大切なのでしょうか？

実は、昔の栄養学では、食物繊維は、「食べ物のカス」ともいわれ、必要な栄養素まで体外に出してしまうので、長い間「役立たず」と認識されていました。

ところが栄養学が発展し、食物繊維は、心臓病、憩室炎《けいしつえん》、便秘や糖尿病などのリスクを低下させる重要な働きがあることがわかったのです。

食物繊維には、不溶性と水溶性があります。

水に溶けない不溶性食物繊維は、植物細胞の外側の細胞壁をつくっている成分で、保水性が高く、胃や腸で水を吸収して、数十倍にも膨らみます。

ですから、満腹感が得られます。さらに腸を刺激し、蠕動《ぜんどう》運動を活発にして排便を促進するため、便秘を解消します。

また、体にとっての有害物質を吸着し排泄します。

一方、水溶性食物繊維は、植物細胞の内側の細胞質の中にある貯蔵物や分泌物です。水に溶けるとゲル状となり、食べ物に粘性を持たせます。そうすると、食べ物が胃や小腸を移動する時間が長くなり、糖分や脂質などの栄養素がゆっくり吸収されます。そのため、コレステロールの吸収が低下し、食後の血糖値の急激な上昇を防ぎます。

さらに、水溶性食物繊維は腸内の善玉菌のエサとなり、腸内環境を整える働きがあります。

「日本人の食事摂取基準（二〇一〇年版）」では、一日あたりの食物繊維摂取の目標量を、一八歳以上の男性は一九グラム以上、女性は一七グラム以上としています。

一九五〇年代には、日本人の平均食物繊維摂取量が、一日二〇グラムを超えていました。ところが最近は食生活の欧米化などに伴って食物繊維の摂取量が減り、一日約五～六グラムも足りないといわれています。

特に、一〇～四〇歳代でかなり摂取が少ないのが問題です。

もっと詳しくいえば、食物繊維の必要摂取量は、年齢、性別や一日のカロリー摂取量によって異なります。

アメリカでは、成人女性は一般に一日二五グラム以上、成人男性は一日三八グラム以上摂取する必要があるとされていますが、カロリーでいうと一〇〇〇キロカロリーあたり一四グラムの摂取が推奨されています。

たとえば、一日二五〇〇キロカロリー摂取する方は、食物繊維を少なくとも三五グラム、一日一七〇〇キロカロリー摂取する方は、食物繊維を二四グラム摂取する必要があります。

私たちは食物繊維をもっと積極的に摂取するべきなのです。

また、さまざまな色（緑、黄、赤、橙）の野菜や果物を積極的に食べてください。野菜や果物には、ビタミンやミネラル、食物繊維が豊富に含まれていて、高血圧や心臓病、脳卒中のリスクを下げます。

ところで日本の厚生労働省は、野菜を一日三五〇グラム以上、特に緑黄色野菜はそのうち一二〇グラム以上摂ることを推奨しています。

二〇一〇年の「国民健康・栄養調査」によると、日本人の一日の野菜摂取量の全世代平均は二八一・七グラムで、二〇〜四〇歳代では推奨量の約七割しか摂れていません。

また、厚生労働省・農林水産省の推奨する食事バランスガイドでは、果物の摂取は、一日二〇〇グラム（みかん二個分、りんご一個分）が望ましいとされています。

ところが、二〇〇四年の「国民健康・栄養調査」では日本人の果物摂取量は一日に約一二〇グラムです。

ですから私たちは、野菜や果物を、もっと積極的に摂取するべきなのです。

二．脂質：ヘルシーなオイルを選ぶ

脂質は、私たちにとって、細胞膜やホルモンを作るための材料となり、主要なエネルギー源として貯蔵される、とても重要な栄養素です。ですので、昔、推奨された低脂肪ダイエットとは逆に、新しい研究では、良質なオイルの摂取が健康のために必要であることが示されています。

脂肪酸は脂質を作っている成分で、その化学的構造から、飽和脂肪酸と不飽和脂肪酸の二つに分類できます。

飽和脂肪酸はバターやラードなど、肉類や乳製品の動物性脂肪に多く、中性脂肪やコレステロールを増加させてしまいます。

一方、不飽和脂肪酸は、魚類や植物油に多く含まれ、エネルギー源にもなり、血中の中性脂肪やコレステロールの量を調節してくれます。

また、トランス脂肪酸は、常温で液体の植物性油に水素添加をして人工的に製造された固形の油です。マーガリン、ファストフード、インスタント食品などに含まれていますが、虚血性心疾患や認知機能の低下のリスクが懸念されています。

以上から、脂質については、魚（サケやマグロなど）、クルミ、そしてなたね油など、不飽和脂肪酸の豊富な食品から摂るようにするため、毎日の食事で少なくとも一品は食べてください。飽和脂肪酸の多い食品は控えめに、トランス脂肪酸は避けましょう。

三．タンパク質：いろいろな種類のタンパク質を食べる

タンパク質は、私たちの体を作るのに非常に重要な栄養素です。豆類、ナッツなど植物性タンパク質を多く含む食品は、同時に、食物繊維、ビタミンやミネラルなどの栄養素が豊富です。

一方、肉、魚、牛乳や卵などに含まれる動物性タンパク質には、私たちが体内で作ること

ができない必須アミノ酸が豊富に含まれ、植物性タンパク質に比べて、体が利用しやすいという利点があります。

ですから、タンパク質は、植物性と動物性の両方をバランスよく摂取することが重要なポイントになります。

ただし、動物性タンパク質は、飽和脂肪酸やコレステロールが多く含まれるので、食べすぎには注意が必要です。特に、加工肉や赤身肉を食べすぎると、心血管疾患やがんによる死亡率が増大することが報告されていますので注意が必要です。

以上、毎日の適度な運動とバランスの良い食事が、私たちの人生に、いかに大切かご理解いただけたでしょうか。

ハーバード大学の最新研究は、結局のところ、革命的なダイエット法はなく、人工的な食品に頼った健康づくりには「落とし穴」があるということを、証明しているだけかもしれません。

あれこれと、最新のダイエット、健康法に飛びついている読者の方々がいらっしゃれば納得がいかないかもしれませんが、これが現実です。
自身の健康を守るために、「何を食べるか」と同時に、「何を食べるべきではないか」という知識も、持ち合わせていただければ幸いです。

初出・出典：ロバスト・ヘルス：「大西睦子の健康論文ピックアップ」（二〇一三年五月二三、三〇日「何を食べればいいの？」）

あとがき

ここまで読んでいただいて、

「なんだ、結局重要なのは、適量のアルコール、バランスの良い食事と運動か、そんなに新しい話でもないよね」

というご感想を抱かれた方もいらっしゃるかもしれません。

そうなのです。

私たちの健康にとって重要なのは、「適量のアルコール＋バランスの良い食事＋適度な運動、そして良い睡眠」です。

科学は、さまざまな観点で、この結論を証明しています。

肥満が世界的に進行しています。

注目すべきは、低・中所得国で太りすぎが問題になっていること。世界最大の肥満大国であるアメリカの抱える問題も、実は同じところにあるように見えます。

一方、日本も、全人口に対する肥満人口の割合こそ低いものの、その増加傾向は否めません。肥満の程度が低くても、欧米人より糖尿病につながるリスクは高まっているので、油断は禁物です。


ファストフードや加工食品の発展にも助長されて、肥満が世界中に広がり、一九八〇年の約八億六〇〇〇人から、二〇一三年は約二一億人（推定）に増加しています。

日本を含む世界一八八ヵ国で、成人のほぼ三人に一人は肥満指数が二五以上の「体重過多」あるいは「肥満」という計算になってしまっています。この結果は、二〇一四年五月二九日付のイギリス医学雑誌「ランセット（The Lancet）」に掲載されました。


しかも多くの低・中所得国では、肥満と低体重の「二重苦」が問題になっています。低・中所得国では栄養不足が解決しない地域もまだ多いにもかかわらず、近年は地域によっては低体重よりもむしろ太りすぎが問題になってきているのです。

その原因は、自由貿易、経済成長、都市化にあると考えられています。

＊自由貿易：安価で高カロリーの加工食品やファストフード・チェーンの参入・増加
＊経済成長：テレビの普及などによる運動不足、外食やスーパーの加工食品など偏った食事への支出増大
＊都市化：都市部のライフスタイルに特徴的な食品、環境、生活習慣、新技術が拡大したことによる、貧しい食生活や、歩行減少などの運動不足の進行

要するに、こうした発展途上国においては、栄養が有り余って太っているというより、カロリーは過多だけれど栄養は偏っていて、必要な栄養素が足りていない、という食生活が見えてくるのです。

この問題は、実は先進国（高所得国）の低所得者層にも共通しています。つまり世界中で、食生活の質の悪化と身体活動の低下が進んでいるのです。

中でもアメリカは、世界一の肥満大国です。

アメリカの全人口は約三億二〇〇〇万人で、世界人口（約七二億二〇〇〇万人）の約四パ

ーセントにすぎないにもかかわらず、肥満人口は世界全体の約一三パーセントと、最大の割合を占めています。

アメリカの成人のうち、「体重過多」あるいは「肥満」の割合は、男性で七〇・九パーセント、女性でも六一・九パーセントにも上ります。

アメリカの人々は、二〇一〇年の一年間に、約六〇九億ドル（約六兆円）もの金額をダイエットに費やしていますが、残念ながら、その取り組みは世界でもっとも不成功だったともいえるでしょう。

「マーケットデータ・エンタープライズ（Marketdata Enterprises, Inc.）」のデータによると、アメリカ国民が二〇一〇年に費やした、その約六〇九億ドルの内訳は、以下のとおりです。

一．ダイエット飲料：二一一・五億ドル
二．ヘルスクラブ：一九五億ドル（会員料、設備費、キャンセル料を含む）
三．医療プラン：八二・五億ドル（肥満外科手術＝五七・七億ドル、その他ダイエット薬処方、病院や医師によるプラン、超低カロリープランなど）

四．商業ベースの減量センター：三二・九億ドル
五．置き換え食事やダイエットピル：二六・九億ドル
六．人工甘味料：二五・二億ドル
七．低カロリー／ダイエット食品：二三・二億ドル
八．ダイエット本、エクササイズビデオ：一二・一億ドル

ジムなどのヘルスクラブや病院などの医療サービスを凌いで、堂々の一位がダイエット飲料です。

実にアメリカらしい数字ですが、このアメリカの状況、けっして他人事ではないですよね。

こうした「ダイエット飲料」産業は、当然のごとく日本にも参入し、ちゃっかりトクホ（つまり消費者庁）まで味方につけて着々と売り上げを伸ばしているのはみなさんもご存じのとおりです。

肥満への一番の対策は、繰り返しますが、やはりバランスのいい食事と適度な運動、そし

てその継続です。

当たり前ではありますが、それしかありません。

インスタントな方法はないですし、無理をしても良い結果にはなりません。

人の体には恒常性を維持するシステムが備わっています。必要なものを必要なだけ摂取して、必要なだけ消費していれば、体は自然に最適な状態に保たれ、その結果、長期的に適正な体重維持につながります。

そもそも、体重が増えたり減ったりすることは、本来、病気の兆候などであって、健康の目的ではないはずですよね。

体重はあくまで指標です。

健康を維持できれば、自然と体重も適正値に収まってくるのです。

この本を書き上げるまでに。さまざまな方に支えて頂きました。東大医科学研究所の上昌広先生、三浦訓子さん、西村有代さん、小林秀美さん、朱旭瑾さん、原田恭子さん、ハーバード大学の栄養学の師匠である佐藤佳瑞智さんに心から感謝を申し上げます。そして、ラリーと私の大切な家族に、心からありかとう、と伝えます。最後に、この本の企画からずっとお世話になりました講談社の木原進治さんに、厚くお礼を申し上げます。
この本を通じて、みなさんが、好きなアルコールを適量で楽しみながら、「カロリーゼロ」に惑わされず、健康的な生活を送るためのお手伝いができたなら何よりもうれしく思います。

二〇一五年春

大西　睦子

大西睦子

内科医師。医学博士。
1970年、愛知県生まれ。東京女子医科大学を卒業後、同大学病院血液内科に入局する。その後、国立がんセンター、東京大学医学部附属病院血液・腫瘍内科に所属し、造血幹細胞移植の臨床研究を行う。2007年4月から2013年末まで、アメリカ・ハーバード大学で、肥満や老化などに関する研究に従事。2011年〜2012年、2012年〜2013年に、肥満に関する研究でハーバード大学学部長賞を2度授与。
著書には『カロリーゼロにだまされるな――本当は怖い人工甘味料の裏側』(ダイヤモンド社)がある。

講談社+α《プラスアルファ》新書 689-1 B

「カロリーゼロ」はかえって太《ふと》る!

大《おお》西《にし》睦《むつ》子《こ》

2015年3月23日第1刷発行

発行者―――― 鈴木 哲
発行所―――― 株式会社 講談社
東京都文京区音羽2-12-21 〒112-8001
電話 出版部(03)5395-3532
販売部(03)5395-5817
業務部(03)5395-3615
装画―――― 腹肉ツヤ子
デザイン―――― 鈴木成一デザイン室
カバー印刷―――― 共同印刷株式会社
印刷―――― 慶昌堂印刷株式会社
製本―――― 株式会社若林製本工場

ISBN978-4-06-272891-1